TRATAMIENTO NATURAL DEL ALZHEIMER

© Adolfo Pérez Agustí
EDICIONES MASTERS
28019 MADRID

http://www.edicionesmasters.com
edicionesmasters@gmail.com

TRATAMIENTO NATURAL DEL ALZHEIMER

El negro pasado no importa si el presente es bueno.
El triste presente no importa si el futuro es esperanzador.
Pero, ¿qué podemos hacer cuando no parece haber futuro?
Somos afortunados por haber vivido,
por estar vivos, por desear vivir.

Parecen inteligentes, seguramente lo fueron, pero ahora son incapaces de realizar una sencilla resta. Algo se ha deteriorado en su cerebro -posiblemente atrofiado o, peor aún, desgastado-, hasta tal punto que ocasiona una barrera a la información vital acumulada durante años. Detrás quedan quizá los mejores recuerdos de su juventud y madurez, aquellos que les motivaron para luchar y dar sentido a sus vidas, a comprender la razón de la existencia. Pero cuando más necesitan revivirlos para afrontar los últimos años de la vida -esos a los que cínicamente los jóvenes se refieren como los años dorados-, una barrera aparentemente estúpida, sin sentido, e infranqueable, les impide recordarlos con precisión. Por si fuera poco, las habilidades físicas que hasta ahora les permitían desenvolverse sin ayuda notoria están tan mermadas que apenas consiguen cierta precisión y eficacia, con lo que el deterioro físico se une al mental, y así no hay manera de vivir.

Numerosos médicos de todo el mundo, especialmente Alois Alzheimer, un psiquiatra y neurólogo nacido en Baviera en 1864, de quien tomamos el nombre de la enfermedad objeto de este libro, han identificado y luchado para mejorar esta enfermedad que amenaza con ser una pandemia en todo el mundo. Desdichadamente poco pueden hacer hasta ahora los expertos químicos, salvo ciertas medidas paliativas que apenas si logran contener el aparentemente inexorable deterioro general. Sin embargo —y esto es algo que es necesario decir cuanto antes- este libro no es de ningún modo pesimista, ya que a través de sus páginas y escritos el lector encontrará una valiosa información y no pocos consejos para mitigar la enfermedad de Alzheimer y, con frecuencia, para solucionarla en los casos incipientes. Dejen, pues, el desaliento aparcado, ya que la medicina natural está consiguiendo lo que la química no puede lograr, y desde ahora estos enfermos encontrarán un alivio para su enfermedad, y con ellos sus sacrificados familiares.

CAPÍTULO 1

DESCRIPCIÓN

Similitud entre un ordenador y el cerebro

Es más fácil encontrar algo en un almacén pequeño, que en otro gigantesco lleno de objetos diversos

Como un disco duro de un ordenador repleto de datos al cual no podemos acceder, el sistema cerebral que enlaza tan valiosa información ya no es capaz de llegar hasta el consciente para hacer el uso debido de ello. Hasta tal punto la pérdida de información es grave en el enfermo del mal de Alzheimer, que se pierden las habilidades necesarias para sobrevivir, lo que deja en mal lugar al subconsciente, ese recóndito espacio de los sentimientos y la memoria que suponíamos inaccesible para el conciente.

¿Dónde se almacenan realmente los recuerdos? Muy probablemente la base de datos no está en el cerebro, sino en todo el organismo en su conjunto, en cada célula, y el problema que tienen los enfermos de Alzheimer es la imposibilidad de que lleguen esos millones de datos acumulados durante docenas de años hasta las zonas del cerebro encargadas de procesar la información. Supongamos, por poner un símil sencillo de entender, que el disco duro con toda la información está intacto, y por tanto los datos siguen ahí, y hasta es posible que lleguen a través del cable de datos hasta la pantalla. Pero hay un elemento que ocasiona la confusión en la información disponible, y es el procesador; si no está en perfectas condiciones lo único que veremos en la pantalla serán líneas y colores anárquicos, pero nada que sea útil.

De vez en cuando todo parece volver a la normalidad, e incluso contra todo pronóstico el enfermo vuelve a demostrar que su inteligencia sigue intacta, incluso en las complejas materias científicas. Pero súbitamente, los recuerdos más primitivos y vitales, su nombre incluso, desaparecen y la confusión se hace insoportable.

En un enfermo de Alzheimer la memoria inmediata (RAM, en los ordenadores), es la primera en verse afectada, mientras que la memoria básica (equivalente a la memoria ROM grabada indeleblemente en la placa base), está disponible porque asegura las funciones básicas de supervivencia. Es un código genético con el cual nacemos todos.

El disco duro sería el subconsciente, donde se guarda toda la información vivida y memorizada a través de los años. Ciertamente se fragmenta con el tiempo, y por ello no siempre es fácil encontrar un dato con la rapidez necesaria. Por desgracia no tenemos un desfragmentador que ponga todo en orden de vez en cuando, aunque hay técnicas de control mental y memorización, así como métodos de relajación y hasta espirituales que ayudan bastante. Es muy posible que los sabios, esas personas que logran deducir lo imposible y crear casi de la nada, lo sean no por su gran habilidad para entender, sino a que no almacenan ningún dato superfluo en sus mentes, ocupando su "disco duro cerebral" solamente con información útil. Piensen en aquellas personas que se saben de memoria todos los desvaríos amorosos de las personas famosas, su modo de vestir y hasta la colonia que utilizan. En quienes dedican tiempo e interés en averiguar la vida de su vecino o que solamente sienten pasión por los peores programas de televisión. Tanta información indudablemente ocupará un sitio precioso en su limitado cerebro, no dejando sitio para las cosas que realmente son de interés.

Dicen que los sabios son distraídos, lo que no es cierto. Realmente no almacenan ningún dato que no sea de interés para su vida y profesión, con lo cual tienen en su memoria solamente lo vital.

Lo que sabemos de la enfermedad

En 1907, cuando Alois Alzheimer describió las características clínicas y patológicas de un caso de demencia que comenzó a los 51 años de edad, no sabía ciertamente que se encontraba con un nuevo reto para la medicina química: la imposibilidad de curar algo fácil de diagnosticar. Sin embargo, a él le debemos que desde entonces no se denominase como "demencia senil" a cualquier alteración cognitiva del anciano. Atrás quedaban enterrados descalificativos como "el anciano chochea", "batallitas del abuelo", "se le ha ido la cabeza" o, simplemente, "está demente". Hasta hace muy poco tiempo, las excentricidades de los ancianos eran consideradas como anormalidades, lo mismo que los arrebatos de ira, los olvidos o la terquedad a ultranza, como si el resto de las personas no tuvieran problemas similares durante el transcurso de sus vidas.

Antes del Dr. Alzheimer ya se habían descrito lesiones en el cerebro de las personas mayores, tanto en los afectados por epilepsia como en los diagnosticados con demencia senil. Estas personas padecían una alteración de las funciones corticales que afectaba a la memoria, pensamiento, orientación, comprensión, cálculo, capacidad de aprendizaje, lenguaje y juicio. El deterioro de estas funciones cognitivas solía estar acompañado, o precedido, por un deterioro en el control emocional, conducta social o motivación.

CAPÍTULO 2

LA ENFERMEDAD DE ALZHEIMER Y EL CEREBRO

Al igual que el resto de nuestros cuerpos, nuestros cerebros cambian a medida que envejecemos. La mayoría de nosotros comenzamos algún día a tener problemas para recordar hechos o encargos, aunque nos justificamos pensando en que se trata simplemente de que estamos despistados. Tantos son los problemas que tenemos que parece lógico que no podamos retener todo en nuestra memoria. Razonable excusa pues demuestra lo que ya sabemos: que en la medida en que aumenta la cantidad de información en nuestro cerebro, así aumentará simultáneamente la dificultad para recordar. Por ello, la pérdida grave de la memoria, la confusión y otros cambios importantes en la forma en que nuestras mentes funcionan no son una parte normal del envejecimiento; solamente son un signo de que las células cerebrales no están funcionando en ese momento, trastorno que, aunque habitual en la vejez, podría ocurrir en cualquier otro momento de la existencia.

El cerebro tiene una capacidad de 100 millones de células nerviosas (neuronas), y cada una de ellas se comunica con muchas otras para formar redes. Algunas están involucradas en el pensamiento, el aprendizaje y la memoria, otras nos ayudan a ver, oír y oler, del mismo modo que otras envían señales a los músculos para que se contraigan. Y esto es solamente lo que percibimos, pues todas nuestras funciones vitales, esencialmente la respiración, circulación y metabolismo, van a depender de la eficacia de ese entramado neuronal.

Para realizar su trabajo, las células cerebrales funcionan como fábricas diminutas, donde hay de todo lo necesario: suministro de nutrientes, generación de energía, reconstrucción de los tejidos gastados y eliminación de residuos. Sin embargo, las demás células del cuerpo también procesan y almacenan información, no solamente las cerebrales, aunque son estas últimas las que coordinan todo el sistema orgánico, así como las grandes cantidades de combustible y oxígeno disponible. Es por ello que el fallo en algún sistema, no solamente el cerebral, puede ocasionar los fallos de memoria, y esto es algo que no se tiene en cuenta, tan obsesionada está la medicina con asociar las enfermedades con un órgano en concreto. ¿Quién nos asegura que no es el hígado, tan lejano al cerebro, el responsable del deterioro mental? ¿O los riñones? ¿Quizá la hipófisis?

En la enfermedad de Alzheimer, una gran cantidad de células cerebrales dejan de funcionar y los científicos aún no saben exactamente dónde comienza el problema. Pero, al igual que en un ordenador, las copias de seguridad evitarían el colapso y las averías en un sistema que no tiene porqué quedar afectado en su totalidad. De no hacerse algo al margen del centro neuronal, el ordenador central, el daño se extenderá y las células corporales perderán definitivamente su capacidad de trabajo. Y esto es lo que pretende corregir la medicina natural; fortalecer en primer lugar al organismo en general y luego actuar sobre aquellas partes orgánicas de las cuales depende la salud cerebral. En último lugar actuaríamos directamente sobre las placas cerebrales afectadas, intentando no tanto regenerarlas, como buscando alternativas que puedan suplir su función.

El papel de las placas

Hay unas estructuras anormales llamadas *placas amiloideas* que en cuanto se desarrollan en gran número el daño es evidente e inmediato en las neuronas cercanas. Otro cambio anormal se da en las proteínas *tau*, las cuales por lo general brindan una base para el funcionamiento ordenado de las neuronas en el cerebro. Esas proteínas *tau* pueden desorganizarse y formar nudos que llevan a la destrucción de las neuronas.

Aunque la mayoría de la gente desarrolla algunas placas y proteínas, las personas con Alzheimer tienden a desarrollar muchas más, tendiendo a formar un patrón predecible que comienza por las zonas importantes en el aprendizaje y la memoria y, a continuación, extenderse a otras regiones. Ambas acciones podrían ocasionar un bloqueo de comunicación entre las células nerviosas y perturbar las actividades de las células que se necesitan para sobrevivir. Este es el factor más importante, incluso que la memoria, pues el sistema celular puede entrar en un desorden que le haga funcionar de modo erróneo a todos los niveles.

Recordamos que cuando la enfermedad se desarrolla, hay dos principales cambios estructurales en el cerebro:

1) La acumulación de placa, que consta principalmente de péptidos *beta-amiloide*.
2) El desarrollo de ovillos neurofibrilares, generados por proteínas *tau fosforilada*.

Índices de valoración

No se han puesto de acuerdo los científicos en los parámetros para valorar los daños cerebrales ocasionados en el Alzheimer, por lo que se hace necesario mencionar los test principales para que el lector saque sus propias conclusiones.

Índice de Barthel
Se trata de uno de los instrumentos más ampliamente utilizados para la valoración de la función física. El Indice de Barthel (IB), también conocido como "Índice de Discapacidad de Maryland", es una medida genérica que valora el nivel de independencia del paciente con respecto a la realización de algunas actividades básicas de la vida diaria (AVD), mediante la cual se asignan diferentes puntuaciones y ponderaciones según la capacidad del sujeto examinado para llevar a cabo estas actividades.

Comer

0 = incapaz

5 = necesita ayuda para cortar, untar mantequilla, usar condimentos, etc.

10 = independiente (con la comida al alcance de la mano)

Trasladarse entre la silla y la cama

0 = incapaz, no se mantiene sentado

5 = necesita ayuda importante (un auxiliar profesional o dos personas), pero puede estar sentado.

10 = necesita algo de ayuda (una pequeña ayuda física o ayuda verbal).

15 = independiente

Aseo personal

0 = necesita ayuda con el aseo personal.

5 = independiente para lavarse la cara, las manos y los dientes, peinarse y afeitarse.

Uso del retrete

0 = dependiente

5 = necesita alguna ayuda, pero puede hacer algo sólo (desvestirse).

10 = independiente (entrar y salir, limpiarse y vestirse)

Bañarse/Ducharse

0 = dependiente.

5 = independiente para bañarse o ducharse.

Desplazarse

0 = inmóvil

5 = independiente en silla de ruedas en 50 m.

10 = anda con pequeña ayuda de una persona (física o verbal).

15 = independiente al menos 50 m, con cualquier tipo de muleta, excepto andador.

Subir y bajar escaleras

0 = incapaz

5 = necesita ayuda física o verbal, puede llevar cualquier tipo de muleta.

10 = independiente para subir y bajar.

Vestirse y desvestirse

0 = dependiente

5 = necesita ayuda, pero puede hacer la mitad aproximadamente, sin ayuda.

10 = independiente, incluyendo botones, cremalleras, etc.

Control de heces

0 = incontinente (o necesita que le suministren enema)

5 = accidente excepcional (uno a la semana)

10 = controla

Control de orina

0 = incontinente, o sondado incapaz de cambiarse la bolsa.

5 = accidente excepcional (máximo uno a las 24 horas).

10 = controla, durante al menos 7 días.

Total = 0-100 puntos (0-90 si usan silla de ruedas)

Índice de Shah

Este índice ha sido desplazado a favor del Barthel. La interpretación sugerida por Shah otorga una puntuación del IB como sigue: 0-20: Dependencia total; 21-60: Dependencia severa; 61-90: Dependencia moderada; 91-99: Dependencia escasa; 100: Independencia.

Índice de Granger

Granger utiliza una versión del IB, modificada por el New England Rehabilitation Hospital, que introduce leves cambios con respecto al original. Posteriormente desarrollaron otra versión ampliada, que incluía 15 actividades en lugar de las 10 originales. Esta versión mantenía fielmente los fundamentos de la escala original, pero consideraba de interés el valorar ciertas actividades con un grado mayor de especificación. Por ejemplo, esta versión pondera separadamente la actividad de vestirse/desvestirse según sea la parte superior del cuerpo o la inferior. También incluye actividades como ponerse aparatos ortopédicos o prótesis, beber de una taza, comer de un plato, y otras modificaciones en el mismo sentido, además de las actividades originales.

Las diferencias que presenta esta versión no sólo afectan a las actividades que se tienen en cuenta sino también al sistema de puntuación. Existe una versión con 3 niveles de puntuación para cada actividad y otra versión con 4 niveles de puntuación. En cualquier caso, el rango de la escala no varía, manteniéndose entre 0 y 100 puntos.

1. Comer
2. Aseo
3. Control de heces
4. Control de orina
5. Baño
6. Vestirse
7. Usar el retrete
8. Traslado cama/silla
9. Desplazarse
10. Subir/bajar escaleras.

Comer es la actividad en la que se observa independencia con más frecuencia. Este es el orden observado en una población concreta y puede presentar variaciones en otros ámbitos.

Índice de la Cruz Roja

Desarrollada en el Servicio de Geriatría del Hospital Central de la Cruz Roja de Madrid y publicada por primera vez en 1.972, es probablemente la escala de valoración funcional más ampliamente utilizada en nuestro entorno, pese a lo cual no existen excesivos datos acerca de sus cualidades métricas. Son dos escalas que valoran la esfera funcional, la incapacidad física y la cognitiva.

La escala de incapacidad física clasifica al paciente en 6 grados, desde independiente (=0) hasta dependiente total (=5), que correspondería al paciente encamado, evaluando de forma especial la movilidad y el control de esfínteres y, de manera más genérica, la capacidad para el autocuidado.

Escala Bayer-ADL

La escala permite evaluar los beneficios terapéuticos reflejados en las mejorías de su capacidad para llevar a cabo las actividades diarias; asimismo, permite identificar los cambios en la facilidad para realizar las actividades diarias mucho antes de que los cambios patológicos en la memoria y la capacidad cognitiva sean evidentes.

La escala Bayer-ADL (B-ADL) contiene 25 preguntas con una escala de tipo Likert de 10 puntos, en la que una puntuación de 1 indica que la dificultad nunca se presenta, y una puntuación de 10, que la dificultad se presenta siempre. Recientemente, la escala se ha traducido y validado en España, aunque está pendiente de publicación.

Sobre las escalas

Advertimos al lector que con frecuencia se realizan numerosas pruebas para valorar la discapacidad del enfermo, las cuales pueden hacer creer a los familiares que se está haciendo algo decisivo para controlar o mejorar la enfermedad, lo que no es cierto. La reiteración de los controles y la numerosa terminología médica empleada no sirven esencialmente para casi nada, salvo para que el médico no sea considerado un incompetente. Por desgracia, con el paso de los meses la enfermedad sigue su evolución, a pesar de los numerosos análisis y valoraciones. De poco vale disponer de un escáner donde se aprecia el deterioro cerebral, ni de que nos den una

15

charla exhaustiva de la enfermedad de Alzheimer, si finalmente nos confiesan que la ciencia no tiene solución para ello. Eso ya lo sabían al principio, pero parece ser que la amabilidad del médico y salir con reiteradas e inútiles recetas tranquiliza a los enfermos.

CAPÍTULO 3

SINTOMATOLOGÍA

Los primeros síntomas, como la pérdida de memoria y de las facultades intelectuales, pueden ser tan ligeros que seguramente pasarán inadvertidos tanto por la persona afectada como por su familia y amigos. Sin embargo, según la enfermedad va progresando, los síntomas se hacen más evidentes y empiezan a interferir en el trabajo y en las actividades sociales. Los problemas prácticos que suponen las tareas diarias de vestirse, lavarse e ir al baño se van haciendo tan graves que, con el tiempo, el enfermo acaba dependiendo totalmente de los demás.

En el pasado, el término enfermedad de Alzheimer solía aplicarse a una forma de demencia distinta a la senil, aunque ambas se manifiestan de forma preferente a partir de los 65 años. No obstante, y puesto que el Alzheimer se declara incluso en personas más jóvenes, ahora se establece una clara diferenciación basada esencialmente en los cambios que se manifiestan en las placas neuríticas y lesiones neurofibrilares corticales.

Las afecciones que ocasionan demencia afecta de forma grave la habilidad de una persona para llevar a cabo sus actividades diarias. La enfermedad de Alzheimer (AD, por sus siglas en inglés) es el tipo más frecuente de demencia entre las personas mayores y afecta las partes del cerebro que controlan el pensamiento, la memoria y el lenguaje. Aunque los científicos ortodoxos intentan aprender más sobre esta enfermedad, aún no saben cuál es la causa y no han descubierto un tratamiento químico para curarla.

Las estadísticas nos hablan de cerca de unos 4,5 millones de estadounidenses que sufren la enfermedad de Alzheimer, pero muy probablemente se trate de una cifra exagerada para motivar a las personas mayores a que realicen pruebas médicas frecuentes, aunque no exista razón para ello. Si la enfermedad no tiene tratamiento químico y no se puede detener la evolución, ¿por qué tanto interés en detectarla "precozmente"? Esta enfermedad se inicia, por lo general, a los 60 años y el riesgo de contraerla aumenta con la edad, aunque las personas más jóvenes también pueden desarrollarla. Cerca de un 5 por ciento de hombres y mujeres entre los 65 y los 74 años de edad tienen Alzheimer, lo que no es una cifra exagerada, y casi la mitad de aquellos que tienen 85 años de edad en adelante pueden tener la enfermedad, lo que no implica que vayan a tenerla. Ello nos lleva a considerar que la enfermedad de Alzheimer no es parte del proceso natural de envejecimiento.

Los científicos han descubierto varios cambios en el cerebro de las personas que tienen esta enfermedad, y estos cambios tienen que ver con la destrucción de células nerviosas en áreas del cerebro que son vitales para la memoria y otras facultades mentales, lo cual causa la interrupción de las conexiones entre las células nerviosas. También se presentan niveles más bajos de algunas de las sustancias químicas del cerebro que se encargan de la transmisión de mensajes entre las células nerviosas.

Los antecedentes familiares suelen considerarse como otro factor de riesgo, pero apenas disponemos todavía de estadísticas fiables de ello, no existiendo estudios que relacionen la enfermedad con determinadas profesiones, ni sobre la conveniencia de practicar aficiones que puedan evitar la enfermedad. Hay sin embargo, una especie de enfermedad de Alzheimer familiar de aparición temprana, una rara forma de la enfermedad que generalmente se manifiesta entre los 30 y 60 años de edad y que se considera de carácter hereditario. Como más adelante veremos, posiblemente sea el entorno, la alimentación o la exposición a tóxicos, lo que condiciona esta predisposición familiar, más que una anomalía en su genética.

El tipo más frecuente de Alzheimer es el de aparición tardía y no se ha observado un patrón hereditario obvio. Sin embargo, varios factores genéticos no relacionados directamente con la enfermedad pueden interactuar el uno con el otro y con factores no genéticos, para causar la enfermedad. El único factor de riesgo genético identificado hasta ahora para la enfermedad de Alzheimer de aparición tardía es un gen que produce una forma de proteína llamada apolipoproteína E (ApoE). Todas las personas tienen ApoE, la cual ayuda a transportar el colesterol en la sangre, un 15 por ciento tienen la forma de esta proteína que aumenta el riesgo de contraer la enfermedad. Un porcentaje muy bajo y que quizá solamente tenga relación con el modo en que se controla el colesterol. Habría que investigar si esas personas tomaban regularmente medicamentos contra el colesterol.

Además de la genética y de la ApoE, los científicos se encuentran investigando el papel que podrían desempeñar la educación, la alimentación y el ambiente en el desarrollo de la misma. Se han encontrado indicios de que algunos de los factores de riesgo de las enfermedades cardíacas y los accidentes cerebrovasculares, como la hipertensión arterial, el colesterol alto y los niveles bajos de ácido fólico, los cuales pueden también aumentar el riesgo de desarrollar Alzheimer. La carencia de ciertos aminoácidos, como la fenilalanina y la tirosina, deberían investigarse con mayor interés. También hay indicios de que ciertas actividades físicas complejas, mentales y sociales pueden ser factores de protección contra la enfermedad. Más adelante las describiremos.

La enfermedad de Alzheimer se inicia en forma lenta. Al principio, el único síntoma pueden ser olvidos leves, los cuales pueden confundirse con cambios en la memoria asociados con la edad; pero es importante resaltar que la mayoría de las personas que sufren de olvidos leves no tienen Alzheimer. En la fase inicial de la enfermedad, las personas pueden tener dificultades para acordarse de eventos y actividades recientes o de los nombres de personas o cosas conocidas. Es posible que no puedan resolver problemas matemáticos sencillos, nada extraño en una sociedad acostumbrada ya a los ordenadores y calculadoras. Ahora apenas sabemos ya escribir a mano, lo mismo que nos cuesta cada vez más realizar los cálculos matemáticos más sencillos.

Sin embargo, a medida que avanza la enfermedad, los síntomas se notan con mayor facilidad y se agravan de forma tal que hacen que las personas con Alzheimer y sus familiares busquen ayuda médica. Los olvidos o fallos de la memoria empiezan a interferir con las actividades diarias. A las personas en la fase intermedia de la enfermedad, se les puede olvidar cómo hacer tareas sencillas, como cepillarse los dientes o peinarse; ya no pueden pensar con claridad; fallan en su intento de reconocer personas y lugares conocidos; y empiezan a tener problemas para hablar, entender, leer o escribir. Más adelante, pueden volverse inquietas o agresivas, o deambular fuera de sus casas. Al final, los pacientes necesitan de un cuidado permanente.

La enfermedad de Alzheimer y las demencias relacionadas puede ocasionar que el enfermo actúe de modo impredecible, incluso de modo agresivo o angustiado, repitiendo preguntas y gestos. Con frecuencia no prestan atención a lo que ven o escuchan.

Estos tipos de reacciones pueden conllevar a ser incomprendidos si la enfermedad no ha sido diagnosticada, generando tensión y tristeza en el enfermo. Es importante comprender que no está actuando de modo deliberado.

Causas de los cambios de comportamiento:

Malestar físico causado por una enfermedad anexa o los medicamentos. Si inicialmente se prescriben ansiolíticos y sedantes, la confusión del afectado puede ser muy intensa.
Sobreestimulación por ruidos o un ambiente ajetreado.

Cambios en la residencia o incapacidad para reconocer el hogar. La creencia de que el afectado necesita salir, divertirse y distraerse, suele conllevar una adaptación al medio que no siempre es beneficiosa.

Tareas complicadas que antaño realizaba con éxito y que ahora causan frustración por la imposibilidad de llevarlas a buen fin.

Incapacidad para mantener una comunicación efectiva, especialmente porque se fuerzan demasiado.

He aquí las diferentes etapas que ayudan a identificar los cambios en el comportamiento:

1. ¿El comportamiento es perjudicial para él mismo o los demás?
2. ¿Qué ocurrió antes del comportamiento anómalo?
3. ¿Desencadenó algo ese comportamiento?
4. ¿Qué sucedió inmediatamente después de ocurrir el cambio?
5. ¿Cómo reaccionaron los demás?

SÍNTOMAS NOTORIOS

Memoria

Los trastornos de la memoria, principalmente de la memoria inmediata, suelen ser considerados como los más significativos, lo que es injusto. Habitualmente se manifiestan en muchas circunstancias y profesiones de nuestra vida, incluso en personas saludables que tienen actividades complejas, aunque en el enfermo de Alzheimer también se encuentran en los períodos iniciales de la enfermedad, con amnesia de fijación y pérdida progresiva de recuerdos que se va extendiendo desde la época reciente hasta la infancia. La capacidad para retener nueva información y el olvido de los datos aprendidos recientemente (incluso hace unos minutos), se une a lapsos de memoria total, apareciendo una nueva complicación ocasionada por la depresión o ansiedad, o por estar el individuo sometido a un elevado grado de estrés. Llegado a este punto, suelen perder objetos de valor como la cartera o las llaves, olvidarse de las actividades cotidianas e incluso de las que están realizando en ese momento, o bien perderse en lugares con los que no están familiarizados. Recoger un coche aparcado en un parking puede suponer una aventura larga de solucionar.

Muchos pacientes son muy eficaces justificando sus fracasos (lo que indicaría que no todo falla en su cerebro), e incluso los amigos o compañeros pueden ayudarles deliberadamente para encubrir sus fallos o equivocaciones. Cuando son sometidos a chequeos por expertos, justifican sus errores alegando que muchos de sus amigos o familiares tienen los mismos problemas y nadie les acusa de estar enfermos "del cerebro". También suelen insistir en que las preguntas o los procedimientos de examen empleados son absurdos y una pérdida de tiempo. Indudablemente pueden tener razón en ambas conclusiones, así que solamente una exploración neuropsicológica puede confirmar la enfermedad.

El deterioro de la memoria y las alteraciones cognoscitivas deben ser lo suficientemente graves como para provocar un deterioro significativo de la actividad social o laboral, como ir al trabajo, ir de compras, bañarse, vestirse, manejar temas económicos, y han de manifestarse como un déficit respecto a los niveles anteriores.

La naturaleza y el grado de deterioro varían y en ocasiones puede estar relacionada con las condiciones familiares y socioeconómicas del sujeto. La mayoría de los expertos destacan que en el curso clínico de la demencia no todos los individuos se deterioran de la misma forma. En concreto, un mismo nivel de deterioro cognoscitivo puede mermar significativamente la capacidad para el desarrollo de un trabajo complejo, pero no para una tarea menos exigente. Existen individuos que pueden ser capaces de realizar acciones básicas como vestirse e ir al servicio, incluso con deterioros extremos de la memoria y el razonamiento. Otros pacientes, cuyo pensamiento es mucho mejor, pueden necesitar cuidados de enfermería para estas actividades básicas de la vida diaria. Finalmente, hay quienes tienen serias dificultades de atención y concentración, pero mantienen un discurso vivaz y locuaz, con conclusiones filosóficas que pueden causar asombro.

Torpeza laboral

Una historia minuciosa pone de relieve la pérdida de capacidad para actividades que el paciente desempeñaba anteriormente con soltura, especialmente para aquellas que implicaban una mayor capacidad cognitiva, tales como efectuar compras, llevar las cuentas, o desenvolverse en situaciones poco habituales. Quisiéramos advertir, no obstante, que estos síntomas son también inherentes al envejecimiento, no debiendo el lector creer que toda persona que los manifieste pueda tener la enfermedad. Además, no siempre el examen de la memoria mediante el aprendizaje de una lista de palabras, la capacidad de retención o el reconocimiento de palabras de una larga lista, son significativas. Hay muchas personas perfectamente sanas a quienes no les resulta de interés retener lo superfluo, ni siquiera en una prueba de memoria.

Dificultad en el lenguaje

Hay sin embargo, otros síntomas de indudable interés para valorar el progreso de la enfermedad, como son el deterioro del lenguaje, afasia, la dificultad en la pronunciación de nombres de sujetos y objetos, la comprensión de un escrito, el lenguaje hasta entonces normal y ahora limitado, vago y vacío, con términos tan indefinidos como "cosa" y "ello".

Pudiera darse igualmente una dificultad para la conversación cotidiana, pero mantener una buena narrativa cuando de contar vivencias del pasado se refiere. Esta circunstancia es comprensible, pues solemos emplear con precisión y buena dicción aquellas palabras y frases que hemos utilizado miles de veces, aunque ante grupos de personas nuevas, con las cuales el lenguaje es diferente, puede existir cierta dificultad para incorporar improvisadamente frases acertadas o ingeniosas.

Las alteraciones fonéticas pueden ser muy variables y suelen afectar más a las consonantes que a las vocales, aunque nuevamente hay que excluir problemas de fonación, como aquellos que se dan en presencia de prótesis dentales, lengua seca, paladar duro o un diafragma atrofiado. En las fases avanzadas los enfermos pueden perder por completo la capacidad para hablar o cuando lo hacen solamente consiste en la repetición desordenada de frases o palabras que tienden a invadir todo el discurso en el que se repite, de manera automática, lo que acaba de decir otra persona, o repitiendo monótonamente la misma palabra o sonido.

Una forma de evaluar si, al menos, comprende lo que se le dice es que se le pida que ejecute órdenes simples, como que se levante de la silla, que coja un objeto. Si intenta realizar la acción, aunque algún problema físico le impida realizarlo, podremos considerar que a nivel cognitivo todo parece correcto.

Torpeza hogareña

Los trastornos motores pueden afectar a tareas cotidianas como cocinar, vestirse y dibujar, alterándose primero la capacidad para vestirse y después la de desnudarse, quizá porque la primera es algo más compleja que la segunda. Después comienzan a tener dificultades para imitar gestos, e incluso para realizar labores mecánicas que hasta entonces se hacían casi de forma mecánica, como peinarse con cepillo, mover la mano para saludar o despedirse.

Confusión familiar

Los errores de identificación son tan importantes, que los hemos agrupado en cuatro categorías principales, aunque aportando cierta ironía:

Errores relativos a la presencia de personas en el hogar
Se refiere a aquellas personas a quien dice no reconocer y que a pesar de considerarlas como extrañas se mueven con total familiaridad, lo que provoca cierto temor u hostilidad contra ellas.
Justificación: Con el tiempo todos solemos negar hasta la mirada a muchas personas de nuestro entorno que desearíamos perder de vista.

Errores para identificarse a sí mismo
Si identificarse en una fotografía, incluso reciente, le resulta dificultoso, también lo suele ser reconocer su propia imagen en el espejo, posiblemente porque han olvidado cuál es el "secreto" de los espejos para reflejar las imágenes.
Justificación: Es como cuando a un bebé o cachorro se les muestra su propia imagen en un espejo. En esa primera impresión puede haber estupor, miedo, hostilidad e incluso alegría. Aunque con el tiempo no es extraño que los enfermos hagan "amistad" con su propia imagen, hablándoles y preguntándoles, también es frecuente que intenten romper el espejo, sobre todo cuando no se gustan.

Errores para reconocer personas o programas clásicos de la televisión
El paciente puede llegar a vivir lo que ocurre en la televisión como algo real, en un espacio que considera tangible, tridimensional. Puede hablar con los personajes, contestarles, sentirse angustiado ante imágenes violentas, etc.
Justificación: Esto también es algo habitual en los niños y en las personas que se "meten" en la trama del espectáculo, llegando incluso a hablar a los personajes.

Errores en la identificación de personas conocidas y cercanas
Lo más frecuente es la confusión de un familiar con otro. En la mayoría de los casos se ha observado que el error se comete haciendo el salto de una generación. Así, por ejemplo, el

marido o la esposa es tomada por el padre o la madre, los hijos por hermanos. Este fenómeno tiene que ver con una rememoración de las personas con alta carga afectiva, que pueden ser aquellas con las que se convivió en la infancia y que son rescatadas y reactualizadas precisamente por esa carga emocional.

Justificación: Todos hemos magnificado el concepto de esposa/madre (también esposa/santa si somos religiosos). En ocasiones, los hijos se parecen tanto a sus progenitores que es normal que los ancianos se equivoquen.

Dificultad para asumir cambios

Las alteraciones de la actividad constructiva, de ejecución, suelen ser muy frecuentes en la demencia, pudiendo estar relacionadas con trastornos del lóbulo frontal o de las vías subcorticales asociadas. La actividad de ejecución engloba la capacidad para la planificación o visualización, iniciación, continuidad, y detención de un comportamiento complejo. El deterioro del pensamiento puede manifestarse a través de la incapacidad para afrontar retos nuevos y evitar situaciones que requieran el procesamiento de información nueva o compleja. En la mayoría de los casos la persona deja de poder pensar en todas las opciones disponibles cuando toma decisiones y su juicio se vuelve erróneo. El simple hecho de acompañar a sus familiares en un viaje turístico le descontrola y angustia, mucho más si trata de un destino nuevo. También es frecuente que el enfermo actúe de manera inoportuna, quizá desnudándose en público, corriendo entre el tráfico y gritando en medio de la calle.

Obstinación

Otro rasgo característico de esta disfunción es la disminución de la capacidad para cambiar los esquemas mentales establecidos, así como generar información verbal o no verbal para ejecutar actividades motoras consecutivas.

La aparente terquedad para modificar sus malos hábitos, no es sino una respuesta ante la dificultad que encuentra en ello, e incluso ante el miedo al desastre. Aunque en las personas sanas la obstinación no se considera una patología de la personalidad, en el anciano suele valorarse como parte de la alteración cognitiva, lo que no es cierto en la mayoría de los casos.

Es recomendable determinar, a través de los enfermos y de los cuidadores, el impacto que causa las alteraciones en la vida diaria del sujeto, examinando cómo afectan por ejemplo en la capacidad para el trabajo, planificación de actividades y presupuestos, entre otros.

Conciencia de su problema

A nadie le gusta asumir su decaimiento y una actitud de rebeldía ante ello suele ser recomendable; al menos mejor que escuchar los pronósticos sombríos de médicos y familiares.

Los enfermos pueden tener o no conciencia de la pérdida de memoria o de otras anomalías cognoscitivas. Generalmente, la actitud del paciente ante los déficits suele consistir en minimizarlos o negarlos por completo. Cuando se le explora reacciona con ansiedad, intentando con gran esfuerzo responder lo mejor posible, aunque las respuestas sean evidentemente desacertadas. Por otra parte, aunque se reconozca algún déficit, el paciente suele fracasar a la hora de calibrar su importancia, de ahí que sea útil determinar a través del sujeto y, especialmente, de la gente de su entorno, el impacto de las alteraciones de la memoria en la actividad diaria o habitual del sujeto.

En ocasiones pueden producirse conductas temerarias, poniendo en peligro su vida o su salud, o bien manifestar comportamientos violentos y herir a otros. El comportamiento suicida se presenta en particular en los estadios iniciales, lo mismo que puede manifestar un comportamiento desinhibido con bromas inapropiadas, descuido del aspecto personal y la higiene con aspecto exterior desaliñado, mostrar una indebida familiaridad con desconocidos o bien despreciar las normas convencionales que regulan el comportamiento social.

Manías paranoides

Los múltiples deterioros cognoscitivos de la demencia se suelen asociar con ansiedad, depresión y trastornos del sueño, así como frecuentes cambios de humor y sentimientos. Con frecuencia, se muestran agresivos y discrepantes, expresando prejuicios insolentes, que la mayoría de las veces adquieren una tonalidad agresiva. Las ideas delirantes más frecuentes son las que implican manías persecutorias, pensar que los demás le van a quitar las pocas cosas que le queda, a las que se encuentra aferrado: su dinero, su vivienda, las joyas, los muebles, etc., o bien puede creer que los objetos que no encuentra le han sido robados.

Los síntomas cognitivos son los que habitualmente se relacionan con la demencia, pero lo cierto es que hay una disfunción global del Sistema Nervioso Central y por lo tanto hay que tenerlos en cuenta. La elevada frecuencia de síntomas no cognitivos en el Alzheimer permite diferenciar esta enfermedad de otras demencias.

Agresividad

En el 30% de los enfermos se pueden encontrar síntomas de agresividad física o verbal, en ocasiones de cierta gravedad. Suelen desencadenarse por motivos puntuales, casi nunca por rencores o recelos, lo que les hace pasajeros. Se diferencian de la agresividad física, ya que consisten en rechazos hostiles a los compañeros o cuidadores, lo que obliga a cierto aislamiento hasta que se calme. La utilización de fármacos sedantes es muy habitual, aunque ello solamente aturde al paciente y no le mejora en su respuesta social, perjudicándole aún más en la evolución de la enfermedad. Este aspecto es sumamente importante, pues mucho del deterioro mental de los pacientes con Alzheimer proviene precisamente del uso continuado de los sedantes, siendo habitual que se les medique con tranquilizantes menores para que "duerman bien".

Fases de la enfermedad

ETAPA 1:
TODO NORMAL
Los afectados no experimentan problemas de memoria y nada es evidente para los médicos que realizan los chequeos habituales.

ETAPA 2:
MUY LEVE DETERIORO COGNITIVO
Puede ser normal para la edad o tratarse de los primeros signos de la enfermedad de Alzheimer.

Las personas pueden sentir como si tuvieran lagunas en su memoria, sobre todo olvidando palabras o nombres de familiares o la ubicación de las llaves, gafas u otros objetos cotidianos. Pero estos problemas tampoco suponen nada evidente durante un examen médico, ni siquiera para los amigos, familiares o compañeros de trabajo.

ETAPA 3:
DETERIORO COGNITIVO LEVE
En las fases iniciales el Alzheimer puede ser diagnosticado, aunque no todos los afectados tienen los mismos síntomas.

Amigos, familiares o compañeros de trabajo comienzan a notar las deficiencias. los problemas con la memoria o la concentración pueden medirse mediante ensayos clínicos o durante una entrevista médica detallada. las dificultades comunes incluyen:
Palabras claves o nombres de los allegados
disminución de la habilidad para recordar nombres cuando se le presentan a nuevas personas.

Problemas de rendimiento en el trabajo o en su relación social con la familia, los amigos o compañeros de trabajo, dificultad para retener lo recientemente leído, olvidar la situación de los objetos, disminución de la capacidad para planificar u organizar

ETAPA 4:
MODERADO DETERIORO COGNITIVO
(Leve o en las fases iniciales de la enfermedad de Alzheimer)

En esta etapa, una cuidadosa entrevista médica detectará las claras deficiencias en las siguientes áreas:
disminución de los recuerdos relacionados con los últimos acontecimientos,
deterioro de la capacidad mental para llevar a cabo un reto aritmético,
por ejemplo, o para contar hacia atrás a partir de 75,
disminución de la capacidad para realizar tareas complejas,
como la planificación de una cena para los clientes, pagar las cuentas y la gestión de las finanzas,
la reducción de la memoria sobre su historia persona, la persona afectada puede parecer débil y retirada, sobre todo en su relación social o rechazar mentalmente las situaciones desafiantes.

ETAPA 5:
DETERIORO COGNITIVO MODERADAMENTE GRAVE
(Etapa moderada de la enfermedad de Alzheimer)

Importantes lagunas en la memoria y déficit en la función cognitiva emergente. Algunas actividades cotidianas se convierten en dificultosas en esta etapa, las personas pueden:

Durante una entrevista médica, no recordar detalles importantes, tales como su dirección actual, número de teléfono o el nombre de la universidad o escuela superior en la que se graduó.

Confundir las fechas, días de la semana o estaciones.

Tener problemas con problemas matemáticos sencillos, por ejemplo, contar hacia atrás del 40 al 4 o del 20 al 2.

Necesitar ayuda para elegir la ropa adecuada para la temporada, o la ocasión social.

Por lo general, retiene los conocimientos sustanciales acerca de ellos mismos y conoce su propio nombre y los nombres de su cónyuge o hijos. Tampoco requieren asistencia para comer o usar el baño.

ETAPA 6:
GRAVE DETERIORO COGNITIVO
(Moderada o severa etapa)

La memoria y las dificultades para la vida diaria siguen empeorando, desarrollándose importantes cambios de personalidad y necesitando ayuda con las actividades diarias habituales. en esta etapa, las personas pueden:

Perder la conciencia de la mayoría de las experiencias recientes y los acontecimientos, así como de su entorno recordar mal su historia personal, aunque suelen recordar su propio nombre de vez en cuando olvidar el nombre de su cónyuge o persona, pero en general puede distinguir las caras familiares de las desconocidas, necesitar ayuda para vestirse correctamente, sin supervisión, aunque existen errores en seleccionar el tipo de ropa adecuada para cada momento (pijama, zapatos…),

Interrupción frecuente del sueño y somnolencia diurna,

Necesitar ayuda para ir al baño (lavado, uso del papel higiénico y eliminación de los residuos correctamente),

Aumento de los episodios de incontinencia urinaria o fecal,

Importantes cambios de personalidad y de comportamiento, incluidos la desconfianza y los delirios (por ejemplo, en la creencia de que su cuidador es un impostor), alucinaciones (ver o escuchar cosas que no son reales), o conductas repetitivas Tienden a equivocarse de lugar y perderse.

ETAPA 7:
MUY GRAVE DETERIORO COGNITIVO
(Grave, Fase tardía de la enfermedad de Alzheimer)

Esta es la última etapa de la enfermedad cuando los individuos pierden la capacidad de responder a su entorno, la capacidad de hablar y, en última instancia, la capacidad de control de movimiento.

Frecuentemente pierden la capacidad de hablar, e incluso de pronunciar palabras o frases coherentes, aunque en ocasiones parece recuperar el diálogo.

Necesitan ayuda con la alimentación y el uso del baño y en general tienen incontinencia de orina.

Pierden la capacidad de caminar sin ayuda, de sentarse sin apoyo, de sonreír, y mantener la cabeza erguida. los reflejos anormales ocasionan rigidez muscular. Se altera la deglución.

Advertencia para el lector:

Casi siempre, los problemas de pérdida de la memoria no se deben a enfermedades cerebrales o circulatorias, y ni siquiera a la edad. Hay que tener en cuenta que la acumulación de datos en nuestro consciente e inconsciente es abrumadora a medida en que vamos cumpliendo años. Aquellas personas que siempre han efectuado el mismo trabajo, que apenas si han aprendido materias nuevas, que no han vivido experiencias gratificantes y diversas, o que han sido protegidos al máximo sin estar sometidos a situaciones frecuentes de estrés, suelen conservar una buena memoria. Los niños, por ejemplo, disponen de una memoria extraordinaria y son capaces de aprender cualquier cosa que se les explique con paciencia y habilidad. Sus recuerdos y experiencias son tan pocos que pueden almacenar multitud de datos y ser capaces de recuperarlos sin problemas. Nada que ver con la mente de un anciano, repleta de millones de datos y experiencias, muchos de ellos difíciles de recuperar a voluntad y que solamente un objeto, palabra u olor puede traer a la mente súbitamente.

Por sacar una conclusión, debemos tener en cuenta que en la medida en que nuestros deseos sean más simples y vulgares, así de buena será la memoria, pues es más fácil encontrar algo en un almacén pequeño que en otro enorme repleto de elementos diversos.

No se desmoralice

Usted, amigo lector, puede pensar que todo este relato sobre los cambios y deficiencias psicosomáticas que se perciben en un enfermo de Alzheimer son deprimentes, y que así no hay manera de mirar a esta enfermedad con cierto optimismo. Indudablemente toda enfermedad deprime al enfermo y abruma a quien le cuida, pero no siempre en el interior del pensamiento, del alma, de un enfermo de Alzheimer hay tantos aspectos negativos. Es más, me atrevería a asegurar que en ese aparentemente desorganizado cerebro hay muchos momentos de felicidad y placer, aunque ninguno de nosotros nos quisiéramos cambiar por él. Así que, para saber exactamente cómo lleva la enfermedad, le pedimos que mire su rostro, que lea en sus ojos, en el rictus de la boca o las arrugas de la frente. Estas señales le dirán si realmente ese enfermo lo está pasando mal o, contra su opinión, está viviendo una época gloriosa desde el punto de vista de él.

CAPÍTULO 4

DIAGNÓSTICO DIFERENCIAL

El diagnóstico diferencial del síndrome demencial tiene una gran importancia clínica, tanto desde el punto de vista del pronóstico como del tratamiento a instaurar.

El diagnóstico de demencia es esencialmente clínico y se basa en la comprobación de la existencia de un deterioro cognoscitivo múltiple que afecta predominantemente la memoria y en el hecho de que ese deterioro es lo suficientemente significativo para afectar la vida social, familiar y laboral del sujeto.

Delirium

El deterioro de la memoria puede presentarse tanto en el delirium como en la demencia. Por lo general, los síntomas del delirium tienden a fluctuar, mientras que los síntomas típicos de la demencia son relativamente estables. Precisamente esta presencia relativamente inalterada de los múltiples deterioros cognitivos durante unos meses sugiere la existencia de una demencia en lugar de delirium. No obstante, el delirium puede sobreañadirse a la demencia, lo que no siempre se diagnostica. En aquellos casos en los que no sea posible determinar claramente si los déficits cognoscitivos se deben a delirium o a demencia, puede ser recomendable establecer el diagnóstico de delirium y realizar una observación cuidadosa del sujeto mientras se investiga la naturaleza de dicha alteración.

La demencia y el delirium son los dos trastornos mentales más frecuentes en la población anciana. Hasta un 50% de las demencias que requieren ingreso hospitalario tienen un delirium asociado y entre el 25-50% de los delirium tienen una demencia de base.

Amnesia

La demencia también debe diferenciarse del trastorno amnésico. Dicho trastorno se caracteriza por un grave deterioro de la memoria, sin otros deterioros significativos de la función cognoscitiva como afasia (trastorno del idioma), apraxia ((incapacidad para realizar movimientos), o agnosia (incapacidad para identificar. En concreto, el síndrome amnésico consiste en el déficit global y permanente de la capacidad para adquirir información nueva debido a alteraciones cerebrales, aunque puede permanecer la capacidad para mantener la atención y el rescate de los recuerdos, así como las restantes funciones cognitivas, incluso un buen nivel del cociente intelectual, lenguaje, percepción, y otras destrezas previas a la lesión. La amnesia es básicamente anterógrada, con seria dificultad para almacenar los nuevos datos. La memoria de trabajo funciona normalmente.

Cualquier agente puede producir este trastorno amnésico permanente: traumatismos, síndrome de Wernicke-Korsakoff, accidentes cerebrovasculares, neoplasias, encefalitis herpética, anoxia, intervenciones quirúrgicas. Aunque de forma pasajera el síndrome amnésico puede presentarse en crisis epilépticas, episodios isquémicos cerebrales o el síndrome conocido como amnesia global transitoria (AGT), entendiendo este último como el inicio súbito de una amnesia anterógrada que se mantiene al menos 4 horas. No se conocen sus causas, aunque se suele encontrar en tromboembolias, migraña, epilepsia y sobredosis de medicamentos. Las imágenes mediante TC o RMN son normales, pero los estudios de flujo sanguíneo cerebral han mostrado disminución del mismo en las regiones hemisféricas posteriores o temporales inferiores.

Drogas

La presencia de múltiples déficits cognoscitivos como consecuencia del consumo de sustancias se encuentra igualmente en la abstinencia, lo que hace más fácil el diagnóstico casual. No obstante, con frecuencia la causa no está en las drogas, tal y como ocurre en el Alzheimer de un drogadicto. En aquellos casos en los que no existen suficientes pruebas para determinar si la demencia es debida a una enfermedad médica o a la acción de una sustancia, deberá denominarse como demencia no especificada o trastorno cognoscitivo no especificado.

Retraso mental
El retraso mental se caracteriza por una capacidad intelectual general por debajo del promedio (100), que se ve acompañada, generalmente, de un deterioro de la capacidad de adaptación, manifestado especialmente antes de los 18 años. En esta población, el retraso mental no está asociado necesariamente a un deterioro de la memoria. Por el contrario, la edad de inicio es con frecuencia más tardía. Si se cumplen los criterios para ambos trastornos, se diagnosticará retraso mental y demencia, siempre y cuando, el inicio de la demencia haya tenido lugar antes de los 18 años. En el caso de niños menores de 4 años, puede resultar complicado determinar el deterioro significativo de la memoria y de otras habilidades cognoscitivas. En sujetos mayores de 18 años, el diagnóstico de demencia debe establecerse sólo en el caso de que la alteración no pueda ser explicada de forma satisfactoria a través del simple diagnóstico de retraso mental.

No obstante, quisiéramos alertar al lector sobre la inconveniencia para determinar la capacidad intelectual de las personas mediante los test de CI, pues indudablemente quienes manifiesten habilidad para las ciencias exactas parecerán siempre mejor dotados que quienes sean hábiles en las manifestaciones artísticas o puramente perceptivas.

Síndrome de Down
Aunque se encuentran hallazgos neuropatológicos similares a los de la Enfermedad de Alzheimer en casi todos los cerebros de pacientes con SD mayores de 40 años, no hay datos concluyentes. Las discrepancias suelen deberse a la dificultad

en el diagnóstico, al existir un retraso mental previo, que implica que las pruebas habituales no tengan valor. También se ha señalado la posible influencia del envejecimiento general – cuerpo, mente- como elemento habitual, el cual suele ocurrir a edades tempranas en el SD.

Esquizofrenia

En la esquizofrenia también pueden presentarse múltiples deterioros cognoscitivos que pueden afectar al desarrollo de la actividad, no obstante, al contrario que en la demencia, el inicio de estas alteraciones es generalmente más temprano, con un patrón de la conducta característico y ausencia de una etiología física específica. Un rasgo característico del diagnóstico diferencial entre demencia y esquizofrenia es el hecho de que, generalmente, el deterioro cognoscitivo asociado a la esquizofrenia es típicamente menos intenso que el de la demencia.

Depresión

El trastorno depresivo mayor puede estar asociado a la demencia, acompañándose de deterioro de la memoria, dificultad en el pensamiento y concentración, así como reducción global de la capacidad intelectual. En la población anciana puede resultar especialmente difícil determinar si los síntomas cognoscitivos pueden estar ocasionados por la demencia o por un episodio depresivo mayor. El diagnóstico diferencial en estos casos puede realizarse a través del examen médico, inicio de la alteración, secuencia temporal de los síntomas depresivos y cognoscitivos, curso de la enfermedad, historia familiar y respuesta al tratamiento. Habrá que tener en cuenta:
Historia de depresión previa.
Evolución menor de 6 meses.
La depresión precede a la demencia, el paciente primero presenta alteraciones del ánimo, del sueño y, posteriormente, alteraciones cognitivas.

Los signos subjetivos son mayores que los objetivos, estando el paciente muy preocupado por sus alteraciones cognitivas, que no son, sin embargo, tan evidentes y severas.
Incapacidad para ser feliz.
Buena respuesta previa al tratamiento antidepresivo.
Historia familiar de trastornos del ánimo.

Fingimiento

La simulación suele ser habitual, entendiendo como tal la producción intencionada de síntomas físicos y psicológicos falsos o exagerados motivados por causas externas que se mitigan cuando hay recompensas, tales como cobro de seguro e indemnizaciones, liberación de responsabilidad o falta de atención. Se realiza de forma consciente y deliberada en contraposición con los trastornos reales. El comportamiento del simulador dificulta la relación médico-enfermo, que se basa en la mutua confianza y sinceridad, quedando entonces alterada la terapia. Llegado a este punto, enfermo y médico intentan engañarse mutuamente, el primero para intentar que crean su inexistente padecimiento y el segundo para desenmascarar la irrealidad de las quejas. Llegado a este punto, la vanidad del médico suele ser un inconveniente, más preocupado por su prestigio que por ser objetivo, llegando a sentir hostilidad hacia su paciente.

He aquí algunos datos que pueden hacer sospechar de posible simulación:

El enfermo se encuentra dentro de un problema médico-legal.
Desproporción obvia entre la causa alegada del trastorno y la anormalidad observada.
Escasa cooperación en la evaluación diagnóstica o incumplimiento reiterado de las prescripciones terapéuticas. No obstante, este hecho debe diferenciarse de la pura hostilidad hacia ser medicado con psicofármacos.
Presencia de un trastorno antisocial de la personalidad.
Advertimos, no obstante, que en estos casos se cuenta

solamente con los datos proporcionados por familiares y amigos, no siempre objetivos y en ocasiones marcadamente interesados.

El trastorno ficticio se caracteriza por la manifestación intencionada de signos o síntomas físicos o psicológicos, pero sin objetivo externo alguno, ya que la única finalidad es la adquisición del rol de enfermo, y/o la hospitalización. Muchos enfermos perderían su protagonismo social y familiar si se les diagnosticara como mentalmente sanos. Su coartada desaparecería bruscamente. Ello indica indudablemente una enfermedad psicológica, pero no necesariamente una demencia.

El diagnóstico se centra, principalmente, en tratar de obtener información por parte de terceros, y con frecuencia suelen ser las entrevistas con estas fuentes las que revelan la falsa naturaleza de la enfermedad del paciente, así como verificar los hechos presentados por el paciente concernientes anteriores tratamientos médicos y hospitalizaciones.

Por lo general, los déficits cognoscitivos presentes en la simulación y en el trastorno facticio no son habitualmente consistentes a lo largo del tiempo y difieren de los que son típicos de la demencia.

Envejecimiento

La demencia debe distinguirse del deterioro fisiológico de las funciones cognoscitivas como consecuencia del envejecimiento. En el envejecimiento normal disminuye la función cerebral, aunque en la mayoría de los casos estos cambios son muy discretos y se compensan fácilmente con la riqueza de las experiencias acumuladas. El envejecimiento no está necesariamente relacionado con un deterioro cognitivo significativo, estimándose que la falta de memoria está ocasionada más que nada por la pérdida del interés hacia la rutina cotidiana o el aprendizaje de nuevas materias. Se distinguen de la verdadera demencia por su menor severidad y porque no alteran la vida del paciente ni la de su familia. Así que, los términos "senilidad" y "demencia" no son sinónimos, y aun existiendo habitualmente una lentitud en los procesos mentales, la persona mayor sana mantiene un firme control sobre la realidad, se orienta, es capaz de razonar, tiene sentido común (seguramente más que antes), y puede seguir llevando una vida activa y autosuficiente. Los ancianos normales retienen bien el material ya aprendido, pero el aprendizaje de material nuevo se les hace difícil y requiere más tiempo, existiendo, además, una conservación del vocabulario. La lectura continuada, no obstante, contribuirá en gran medida al enriquecimiento del lenguaje hablado, lo que deja en entredicho a la supuesta pérdida de la memoria y las facultades cognitivas.

Si tenemos en cuenta la gran capacidad para procesar datos de nuestro cerebro, y una vez que hemos descartado esa creencia de que solamente utilizamos el 10% de nuestras facultades cerebrales, veremos que esa disminución no es significativa para continuar asimilando materias y nuevas emociones. Se trataría, más que nada, de continuar ejercitando la mente con labores que interesaran al anciano, entre las cuales no deberían estar esos jolgorios colectivos a los que tan aficionados son quienes organizan las actividades en el Inserso. Ponerse una camisa de flores y bailar una rumba, puede ser jocoso para algunos, pero solamente contribuye a la imagen estereotipada que tenemos de nuestros mayores.

Demencia vascular

Es la forma más común de demencia, estando causada por la disminución del flujo sanguíneo a algunas partes del cerebro, mientras que en la mixta se unen la enfermedad de Alzheimer y la demencia vascular. Ambas parecen no tener cura, como no lo tiene la vejez o la estupidez, pero del mismo modo que hay personas centenarias que siguen realizando sin ayuda sus labores cotidianas, y octogenarios que practican el sexo casi con el mismo entusiasmo que en su juventud, estas enfermedades pueden encajarse sin grandes problemas.

Enfermedad de Parkinson

La enfermedad de Parkinson pertenece a un grupo de condiciones llamadas desórdenes del sistema motor, cuyos cuatro síntomas principales son:

1. El temblor en las manos, los brazos, las piernas, la mandíbula y la cara
2. La rigidez de las extremidades y el tronco
3. La bradicinesia o lentitud de movimiento
4. La inestabilidad de postura o la coordinación o balance afectados.

A medida que estos síntomas se hacen más pronunciados, los pacientes pueden tener dificultad en caminar, hablar y realizar otras tareas simples.

Estos desórdenes neurológicos son el resultado de la pérdida de células cerebrales productoras de dopamina. La enfermedad de Parkinson (EP) también se llama parkinsonismo primario o enfermedad idiopática de Parkinson. Idiopática es un término que describe un desorden para el cual no se ha encontrado aún una causa.

Traumatismo craneal

La característica esencial de la demencia debida a traumatismo craneal es la presencia de una demencia que se considera como un efecto directo del traumatismo craneal.

Los cuadros clínicos observados por los neurólogos son muchas de las veces secuelas de lesiones focales como trastornos motores o sensitivos, epilepsias etc. Pero además algunos pacientes desarrollan trastornos de conducta, estables o progresivos que merecen ser tenidos en cuenta en todo debate o puesta al día de las demencias.

CAPÍTULO 5

CAUSAS PROBABLES DEL ALZHEIMER

Algunas de las causas tienen que ver con agentes tóxicos como, por ejemplo, varios metales como el aluminio, plomo, cinc y el mercurio, metales que ocasionan la degeneración de las neuronas y la acumulación de ciertas proteínas en el cerebro que obstaculizan su funcionamiento y llevan a la muerte de las células cerebrales o neuronas. El aluminio, tan presente en la cocina (ollas, sartenes, papel), en los vehículos (los más caros tienen mayor cantidad de aluminio en su chapa), y en nuestros hogares (ventanas, electrodomésticos, informática, juguetes…), así como en los centros de trabajo (informática, muebles, equipos…), nos llevan con preocupación a una intoxicación casi imposible de evitar. Hay estudios que indican una relación entre el aluminio y la enfermedad de Alzheimer. De confirmarse algún día tendríamos que alterar sensiblemente todo nuestro entorno, ocasionando quizá un caos imposible de cuantificar. Por eso no creemos que nadie esté interesado en hacer dicho estudio con seriedad.

Otros agentes ambientales propuestos son toxinas presentes en los alimentos y agentes virales, así como algunas vacunas. Sabemos que conejos que ingirieron una dieta alta en colesterol conjuntamente con iones de cobre en el agua que bebían, desarrollaron en el cerebro lesiones características de la enfermedad de Alzheimer y deficiencias cognitivas. En 2001 se publicó un estudio en el que se compararon residentes de Nigeria que consumía una dieta mayormente vegetariana y baja en grasas con norteamericanos de descendencia africana residentes de Indianápolis en Indiana que consumían una dieta elevada en grasas. Se encontró que los residentes de Nigeria tenían una incidencia de Alzheimer menor que la de los residentes de Indianápolis. Algunos investigadores creen que los niveles altos de colesterol, la arteriosclerosis y la hipertensión (¿o quizá los medicamentos contra ella?) juegan un papel en el desarrollo de la enfermedad de Alzheimer. También es probable que se deba a lesiones o golpes en la cabeza que podrían iniciar un proceso que culmine en la enfermedad de Alzheimer.

Una teoría que tenía muchos adeptos hasta hace relativamente poco tiempo era la de que la enfermedad de Alzheimer tiene sus orígenes en una deficiencia de un neurotransmisor (sustancia cuya labor es enviar mensajes de una célula nerviosa a otra) llamado acetilcolina. Aunque en el cerebro de los pacientes de la enfermedad de Alzheimer existen deficiencias de acetilcolina, en la actualidad se cree que esta no es la causa de la enfermedad, sino que estas deficiencias son resultado de los daños cerebrales producidos por la enfermedad de Alzheimer.

Dos teorías más recientes tienen que ver con la acumulación de ciertas proteínas en el cerebro. Una de estas se relaciona con anormalidades de una proteína llamada *tau* que se acumula dentro de las células nerviosas formando lo que se ha llamado *nudos neurofibrilares*. Estos están formados por fragmentos de proteína que obstruyen el funcionamiento de la neurona.

La otra es una proteína anormal llamada *beta-amiloide*. Esta se deposita fuera de las neuronas produciendo lo que se conoce como placas seniles formadas por esta proteína y neuronas muertas o en proceso de morir, y otras células y placas neuríticas que se forman cuando alrededor de estas proteínas se acumulan productos de neuronas muertas.

En el cerebro de todas las personas de edad avanzada se encuentra cierto nivel de estos cambios. Sin embargo, en los pacientes de la enfermedad de Alzheimer la cantidad de estos es mucho mayor. Algunos investigadores piensan que la presencia de estas placas y nudos posiblemente no sean la causa de la enfermedad de Alzheimer, sino un síntoma de la misma que es causado por otro proceso o alguna sustancia que es la que realmente causa la enfermedad.

También se estudia al presente la influencia de procesos oxidativos en el cerebro, nada extraño si tenemos en cuenta el daño que hacen los radicales libres.

Es importante señalar que ninguna de las teorías que hemos señalado excluye a las demás. Es posible que unos casos de la enfermedad de Alzheimer sean causados o desencadenados por alguno de estos factores y otros casos por otros. Es posible también una combinación de factores en el desarrollo de esta condición.

Recientemente se le ha estado prestando atención a la influencia de factores genéticos. Un estudio reciente llevado a cabo en la universidad de California del Sur parece indicar que los factores genéticos son más importantes que lo que hasta ahora se había pensado. O quizá se deba a cierta predisposición familiar ocasionada por unos hábitos de vida similares e incorrectos, o alteraciones en el medio ambiente.

Existe otra evidencia a la que recientemente se le ha estado prestando atención que parece indicar que la enfermedad de Alzheimer y la diabetes tienen un origen común: se ha descubierto que durante las primeras etapas de la enfermedad de Alzheimer los niveles de insulina en el cerebro y la cantidad de receptores a esta hormona descienden.

CAUSAS MÁS ADMITIDAS

La larga lista de causas probables descritas a continuación puede confundir al lector, dejándole en la imposibilidad de seleccionar aquella causa que ha ocasionado la enfermedad en esa persona concreta. Son tantas y tan variadas que, ciertamente, su lectura provocará más abatimiento que esperanza. No se desanime, ya que una lectura detallada y el conocimiento del modo de vivir del enfermo, le hará descartar rápidamente la mayor parte de ellas, consiguiendo que, al final, aparezcan como causas probables no más de tres. ¿Podría ser entonces que el origen de la enfermedad fuera multifactorial? Muy probablemente, ya que de no ser así las posibilidades de curación serían sencillas y de efectos rápidos, lo que hoy en día es inviable. Ello no quiere decir que haya que corregir todas las causas posibles, una por una o de modo simultáneo, sino solamente aquellas que aparezcan como más probables. Del mismo modo que en una diabetes –pongamos, por ejemplo- hay una causa comprobada como es la carencia de insulina pancreática, y una serie de razones para que esta anomalía se haya declarado (genética, dieta), además de unas consecuencias por estas deficiencias (vasculopatías, infecciones, deterioro renal), en la enfermedad de Alzheimer siempre habrá un desencadenante principal, el cual ocasionará la enfermedad en enfermos predispuestos, no en todos.

Radicales libres

El aumento de actividad de los radicales libres (estrés oxidativo) parece ser el mejor combustible para su desarrollo, actuando a la vez como mediador y detonante de esta "obstrucción" relacionada con el proceso y sus daños neuronales.

El azúcar

El cerebro de una persona común pesa 1,4 kilogramos, lo que en una persona de contextura media representa alrededor del 2 por ciento del peso corporal. Sin embargo, consume alrededor del 20 por ciento de la energía del cuerpo y prácticamente toda esta energía proviene de la glucosa, es decir el azúcar que circula en la sangre. Además, no solamente necesita grandes cantidades de glucosa, sino que debe obtener ésta de forma regular y controlada, en su justa cantidad, ni más ni menos. Cuando le llegan grandes cantidades de azúcar de forma súbita nuestro cerebro puede experimentar problemas, especialmente en niños y ancianos.

Los carbohidratos que ingerimos son digeridos convirtiéndose en moléculas de un tipo de azúcar llamada glucosa. Estas moléculas circulan a través de la sangre y sirven de señal al páncreas para que comience a secretar insulina, una hormona cuya función más conocida es la de procesar y ayudar a transportar la glucosa hacia las células a las cuales provee de energía. Cuando la elevación de los niveles de glucosa es gradual todo transcurre sin problemas. Sin embargo, si ingerimos en una sola comida grandes cantidades de cierto tipo de carbohidratos que se digieren rápidamente (carbohidratos simples como el azúcar blanco), el páncreas se ve obligado a secretar mayores cantidades de insulina. Si esto se repite frecuentemente a través de un periodo de años, llegará el momento en que el páncreas se agote y comience a producir menos cantidad de insulina de la requerida o que la que produzca sea de una calidad que no puede ser efectivamente utilizada por las células. A esta condición se le conoce como resistencia a la insulina y puede causar diabetes tipo 2. También puede causar hipertensión arterial y engrosamiento de las arterias, entre ellas las carótidas, que llevan sangre al cerebro.

Esta es una alteración que cada día es más común debido al aumento en el consumo de alimentos procesados con altos niveles de azúcar que se convierten rápidamente en glucosa.

En muchas dietas modernas el azúcar sustituye a otros alimentos ricos en vitaminas y minerales necesarios, ocasionando una deficiencia de los nutrientes necesarios para un funcionamiento óptimo del cerebro y el sistema nervioso en general.

Los elevados niveles de azúcar en la sangre reaccionan con ciertas proteínas creando una especie de desechos que se acumulan en las células, entorpeciendo su funcionamiento y envejeciéndolas prematuramente. Esto causa daños múltiples en diversas partes del cuerpo, entre ellas las neuronas, lo que se traduce en pérdida de memoria y enfermedades degenerativas como el Alzheimer.

La solución está en ingerir alimentos que se conviertan lenta y gradualmente en glucosa o azúcar en la sangre y evitar aquellos que provocan una elevación súbita en la misma. Entre ellos tenemos el azúcar, la miel, mermeladas, jaleas y golosinas en general. Los alimentos que se convierten lenta y gradualmente en glucosa se les conocen como carbohidratos complejos, tales como el almidón presente en tubérculos como la patata, cereales en general y legumbres. Son alimentos con un índice glucémico bajo y aumentar el consumo de estos puede beneficiar la salud de nuestro cerebro. También son de destacar las alcachofas, endibias, escarola, judías verdes y avena. El cromo es un oligoelemento esencial para solucionar el problema de intolerancia a la glucosa.

Metales pesados

La presencia de metales pesados a nuestro alrededor es un asunto sanitario sumamente serio, del cual apenas si se habla para no atemorizar al ciudadano. Estos metales se concentran especialmente en la sangre y el cerebro, destacando entre ellos el mercurio, plomo, cadmio, níquel y zinc. Algunos elementos intermedios como el arsénico y el aluminio, los cuales son muy relevantes desde el punto de vista toxicológico, se estudian también habitualmente junto a los metales pesados.

Puesto que los metales pesados se emplean en la fabricación de antenas de telefonía, wi-fi y televisión, su alta implantación ha ocasionado una importante contaminación electromagnética, aconsejándose vivir en casos de enfermedades provocadas por metales pesados, en sitios donde hay poca o nula radiación (donde los móviles no tienen cobertura).

Mercurio

Las fuentes principales del mercurio son las siguientes: el pescado (a causa de la contaminación de los mares que concentra grandes cantidades de metil mercurio en el hígado de los pescados azules); los insecticidas (que contienen normalmente uno o dos metales pesados, que entran en la cadena alimentaria); el agua potable canalizada hasta los hogares (y en ocasiones la procedente de pozos o manantiales próximos fábricas); algunos medicamentos -especialmente los que regulan la alta presión sanguínea– (hay que tener en cuenta que la mayoría de los enfermos de Alzheimer toman regularmente estos medicamentos); las amalgamas dentales, algunas vacunas que contienen como conservante el *timerosal* (etilmercurio, y el aire contaminado por la industria y los coches (por la tecnología de combustión). Otra fuente de mercurio muy importante es el traspaso de la madre al feto a través de la placenta y al bebé a través de la leche materna por procesos hormonales. Mediante estos procesos la madre traspasa del 40 al 60% de su carga al niño.

El mercurio es el único metal volátil, siendo por tanto absorbido por los pulmones y la piel. Del mercurio inhalado el cuerpo absorbe un 82%, depositando gran parte en el sistema nervioso, mientras que del ingerido sólo se acumula cerca del 7%. Por eso la inhalación es la fuente más peligrosa.

Sin embargo, la cantidad más grande que entra en nuestros cuerpos es por los empastes de los dientes. Aunque profesionalmente se refieren a ella como amalgama de plata, lo cierto es que es una aleación de plata, estaño, cobre, zinc y un 50% de mercurio. Se sabe que después de cada comida, el nivel de mercurio en la sangre sube en las personas que tienen empastes con amalgama, porque se sueltan iones de mercurio. Éstos primero son absorbidos por la saliva y a través del sistema digestivo llegan a la sangre, donde se pueden medir. Y este proceso ocurre durante años. Una persona, por ejemplo, con 8 empastes tiene de 100 a 200 veces más mercurio en el aire de exhalación de lo que está permitido en instalaciones industriales. Estos vapores se ingieren parcialmente a través de las vías respiratorias, desde donde pasan también a la circulación sanguínea, donde se transforma una parte del vapor de mercurio en óxido de mercurio, una forma del mercurio aún más tóxica que el vapor. Y puesto que órganos como el hígado, la bilis, el corazón y el riñón trabajan como un filtro sanguíneo, es aquí donde se almacena principalmente el metal tóxico.

Los vapores de mercurio traspasan sin dificultad la barrera hematoencefálica (una barrera natural contra los tóxicos) y llegan así directamente al cerebro, perturbando en su camino esta barrera, lo que facilita la entrada de otras toxinas, que normalmente no pueden entrar. Estas toxinas provocan síntomas propios que no tienen que ver con la intoxicación por mercurio, pero que éste facilita indirectamente. Casi todas las enfermedades del sistema nervioso conocidas no están provocadas primariamente por el mercurio en el cerebro, sino por los venenos e infecciones secundarias que llegan al cerebro por la defectuosa barrera hematoencefálica. Eso quiere decir que para tratar enfermedades neurológicas es imprescindible quitar el mercurio para estabilizar el funcionamiento de la barrera hematoencefálica, inhibiendo así la entrada de sustancias patógenas.

En diversos estudios se demostró que el mercurio inhalado o ingerido, se concentra preferentemente en los riñones, el hígado, las glándulas renales, el tubo digestivo, el hipotálamo, la hipófisis, el sistema límbico, la tiroides, los ganglios espinales, la médula espinal y en el cerebro. Después de 6 meses el funcionamiento de los riñones se había reducido en un 60%. Un año más tarde no se había reducido la carga de mercurio, al contrario, esta había aumentado. Después de quitar los empastes tampoco se reducía la cantidad, lo que significa que una vez envenenado, es difícil eliminar el tóxico. Afortunadamente, si una persona mantiene su sistema linfático y hepático en buenas condiciones, la intoxicación crónica posiblemente nunca se llegue a realizar.

Cuando masticamos se desprenden partículas de amalgama en su forma metálica todavía poco inocua, que se tragan. La flora intestinal natural transforma estas partículas y el vapor de mercurio en la forma más peligrosa del metal: mercurio metílico (50 veces más venenoso), en un proceso que se llama metilación. Numerosos experimentos y estudios confirman este proceso; aun así es desmentido por muchos dentistas y odontólogos, postura lógica pues son ellos quienes cobran por ponernos el mercurio en nuestra dentadura. Desde el intestino pasa el etilmercurio a la circulación sanguínea y finalmente a los órganos y nervios. También se fija mucho mercurio en los huesos y en las articulaciones, además de difundirse a través de las encías, las raíces dentales y la mandíbula hasta el sistema nervioso central y el cerebro (en 48 horas). El nervio trigémino suele quedar afectado cuando está lleno de mercurio, plata y estaño, siendo un síntoma habitual el rechinamiento de los dientes.

Efectos comprobados de la intoxicación por mercurio

Psíquicos
Ansiedad, instabilidad emocional, timidez, síndrome de fatiga crónica, disminución de la memoria, alteración del sueño, depresiones, tendencia al suicidio, pérdida de confianza en si mismo, negatividad, nerviosismo, falta de reacción a los estímulos, poca energía, pasividad, adicciones, indecisión, excitabilidad, epilepsia, hiperactividad en los niños o su antagonista el autismo.

Físicos
Esclerosis múltiple, Parkinson, manos y pies fríos, sudor nocturno, dolores crónicos, jaquecas, anorexia, alteraciones en el peso, herpes, alzheimer (mercurio + aluminio), perturbaciones de la fertilidad, estreñimiento, artritis, alopecia, impotencia, sabor metálico en la boca, debilidad general, resistencia a los antibióticos, anemia, asma, hipertensión, eczemas, perturbaciones hormonales, colesterol DHL alto, problemas de audición, problemas de visión, susceptibilidad a las infecciones, enfermedades del hígado, insuficiencia renal, dislexia, neurodermitis, dolores de espalda, temblor en las

manos, sangrado de encías, úlceras en la boca, glaucoma, enfermedades del intestino, enfermedades del estómago, arritmia, sensibilidad a diversos alimentos, enfermedades virales, enfermedades por hongos (candidiasis), lupus, alergias, perturbaciones en el funcionamiento del tiroides, vértigo, transpiración abundante, ciática, lumbago, colitis, cáncer, enfermedades de las glándulas suprarrenales, reuma, rechinamiento de los dientes, enfermedad de Crohn…

Como hemos visto, el mercurio se fija en diferentes partes del cuerpo humano, aunque las zonas más afectadas son el hígado, los riñones y el corazón. Hay muchos síntomas que están relacionados con el mercurio pero no directamente provocadas por el mismo, debido a la perturbación de la barrera hematoencefálica. En las células nerviosas el mercurio es responsable de la destrucción parcial de los microtúbulos (componentes de las células), inhibiendo así el transporte axional adecuado, por lo que estas células no pueden deshacerse de otras neurotoxinas y residuos. Esto provoca cambios emocionales por afectación del sistema límbico, el sistema que se encarga de gestionar las respuestas físicas ante estímulos emocionales. También hay perturbaciones del sistema auditivo y visual y otros síntomas del sistema nervioso, no siempre provocados por el mercurio mismo. En el espacio intracelular el mercurio provoca daños en las mitocondrias, nuestras fábricas de energía.

En unos estudios se pudo comprobar que los microorganismos que están constantemente en contacto con el mercurio en la boca no sólo desarrollan una resistencia contra el mismo, sino también contra los antibióticos, lo que podría explicar la recurrencia de las infecciones bucales. Los mecanismos de cómo funciona este proceso no se conocen todavía, pero sabemos que estos microorganismos desprenden plásmides, ADN extracelular, que salen mediante la expiración al aire, provocando la misma resistencia a los antibióticos en otros seres vivos.

Plomo

El plomo es un metal gris-azulado que se encuentra en pequeñas cantidades en la corteza terrestre, la mayor parte proveniente de actividades como la minería, manufactura industrial y de quemar combustibles fósiles.

Industrialmente tiene muchos usos diferentes, entre ellos en la fabricación de baterías (ahora se emplea más la mezcla níquel/cadmio), municiones, productos de metal (soldaduras y cañerías) y en láminas de protección contra los rayos X. Debido a la presión de los ciudadanos se eliminó de los combustibles y también en la elaboración de pinturas y cerámicas, mientras que en materiales para calafatear y soldar se ha reducido considerablemente en los últimos años.

En adultos que trabajan en ambientes expuestos a la contaminación con plomo, el metal puede acumularse en los huesos, donde su vida media es superior a los 20 años. La osteoporosis, embarazo, o enfermedades crónicas pueden hacer que éste plomo se incorpore más rápidamente a la sangre. La suplementación con altas dosis de calcio hace que el plomo sea removido de los tejidos óseos, y que pase a incorporarse al torrente sanguíneo. Una vez ahí puede inducir nefrotoxicidad, neurotoxicidad, e hipertensión.

Por tanto, los problemas relacionados con la sobreexposición al plomo en adultos incluyen:

1. Daño en los riñones.
2. Daño en el tracto gastrointestinal.
3. Daño en el sistema reproductor.
4. Daño en los órganos productores de sangre.
5. Daños neurológicos.
6. Abortos.
7. Alzheimer

El envenenamiento por plomo puede ser tratado por terapia de quelación que es una técnica que consiste en la administración intravenosa de EDTA (Ácido Etileno Diamino Tetracético) u otra sustancia como por ejemplo la penicilamina, más complejos polivitamínicos, poliminerales y antioxidantes en el organismo para el tratamiento de las diversas enfermedades causadas por los depósitos de calcio y la acumulación de metales pesados en las arterias. Los agentes quelantes atrapan en su molécula los iones de minerales y metales bivalentes presentes en el sistema circulatorio, en las paredes de las arterias o en las articulaciones, eliminándolos por vía urinaria.

Cadmio

Es utilizado básicamente en cromados, lo que representa un 35% del uso total, como pigmento (sobretodo en cerámica) y esmaltes, (un 25%), como estabilizante de plásticos (un 15%), en baterías (un 15%) y en aleaciones. Las sales de Cadmio son venenosas, y por ello no son utilizadas en medicina. Muchos alimentos contienen trazas de este metal, sobretodo cereales y derivados, debido al uso de ciertos abonos y lodos utilizados en su cultivo. También encontramos niveles relativamente elevados en vísceras, especialmente en hígado y riñón, y en el marisco. En cambio, en carne, pescado y aves de corral la cantidad es muy baja.

La absorción inhalatoria es la mayor (40-50%), sin embargo puede considerarse poco contaminante, con la excepción de los fumadores, ya que el tabaco de un cigarrillo contiene de 1.5 a 2 mcg de Cd, el 70% del cual pasa al humo. Además de la edad, también influyen los factores dietéticos, ya que la toxicidad del Cadmio puede verse aumentada por deficiencias proteicas, así como deficiencias de vitamina C y D.

Entre un 50-65% del Cadmio se acumula entre el riñón y el hígado. En un principio llega al hígado, que es donde se sintetiza la metalotioneina, y de aquí es trasladado progresivamente al riñón, donde quedará acumulado casi de forma definitiva, ya que la vida media del Cadmio es de unos 20 años en adultos.

El Cadmio se sabe que produce procesos oxidativos, por tanto, una ingesta adecuada de antioxidantes podría contrarrestar los efectos de los radicales libres formados, es decir, se podría neutralizar el metal Cadmio. Ya se ha comentado anteriormente que hay estudios que demuestran que deficiencias en Vitaminas C y D, de las que se conoce perfectamente su importante papel como antioxidantes, hace aumentar la toxicidad del Cadmio. El hecho de que un paciente afectado por el mal de Alzheimer mejore con la administración de estas vitaminas, podría ser indicio de intoxicación por cadmio.

Níquel

El níquel es un metal magnético duro, maleable, de color blanco-plata, resistente a la corrosión, buen conductor eléctrico y térmico, con diversas aplicaciones industriales.

Usos y exposición:
1. Aleaciones con cobre, hierro y aluminio
2. Preparación de aceros especiales.
3. Niquelado por electrólisis
4. Catalizador en los reactores químicos
5. Fabricación de baterías de níquel-cadmio
6. Monedas
7. Catalizadores de automoción.
8. Instrumental químico y equipos de laboratorio
9. Pilas termoeléctricas
10. Sustancias magnéticas

El cloruro de níquel ($NiCl_2$) se utiliza como colorante de la cerámica, para la fabricación de catalizadores de níquel y para el niquelado galvánico.

El riesgo creciente de los cánceres nasales y de pulmón está ligado a la exposición ocupacional del níquel.

Las exposiciones repetidas pueden conducir al asma y a la dermatitis de contacto, síntomas que pueden empeorar si la dieta es alta en níquel. La enfermedad de Alzheimer también parece relacionada con la intoxicación por níquel.

Aluminio

Se trata de un metal popular que se usa para hacer utensilios de cocina (en su lugar, se recomienda usar vidrio o acero inoxidable), así como envoltura de papel aluminio, aunque el uso excesivo de los antiácidos es la causa más común de la toxicidad con aluminio. Muchos medicamentos antiinflamatorios contienen aluminio, con concentraciones que van desde 14.4 mg hasta 88 mg por dosis. Varias preparaciones antidiarréicas contienen sales de aluminio, incluyendo caolín.

Las investigaciones han revelado una fuerte correlación entre la enfermedad de Alzheimer y el aluminio. Con frecuencia se encuentran a través de las autopsias depósitos de aluminio y sílice en los cerebros de las personas que murieron por Alzheimer. Por lo cual, estos resultados sugieren que cantidades excesivas de aluminio en la dieta, combinado con una deficiencia de varios minerales esenciales, en forma directa o indirecta predisponen al Alzheimer.

Es importante resaltar que el aluminio no es un nutriente (aunque se encuentra en el queso procesado y hasta en el agua de manantial), aunque se encuentre en algunos alimentos. Se cree que una persona promedio consume entre 3 y 10 miligramos de aluminio al día, acumulándose en nuestro cuerpo, especialmente en el sistema nervioso y cerebral. Su uso en medicina se reduce a sus efectos para favorecer el sueño, pero se aplica en dosis catalíticas, iguales a las normalmente presentes en el organismo.

La eliminación es difícil, pero se recomienda que la dieta tenga un alto contenido de fibra (promedio 25 gramos diarios) así como pectina de las manzanas. Esto ayuda a que nuestro cuerpo absorba menor cantidad de aluminio de los alimentos que lo contienen. Se sabe que el calcio en forma quelada con magnesio puede ayudar a enlazarse con el aluminio y coadyuva a su eliminación del cuerpo. Las vitaminas B, especialmente la vitamina B6 son importantes para que el tracto intestinal se deshaga de los metales en exceso en nuestro cuerpo.

Tabaco

No existe un efecto protector del hábito de fumar para los hombres, pero para las mujeres que no son portadoras del gen APOE 4, al parecer hay un efecto protector. Sin embargo, entre las mujeres que son portadoras del gen, el consumo de tabaco parece aumentar el riesgo de la enfermedad de Alzheimer.

Alcohol

Hay quien sostiene que el consumo moderado de alcohol puede reducir el riesgo de Alzheimer, al menos eso es lo que dice un estudio promocionado –curiosamente- por empresarios ligados a la industria del vino. Se ha llegado a decir que aquellos enfermos que bebían uno o dos vasos de vino al día tenían un 50% de posibilidades menos de desarrollar la enfermedad, que los no bebedores. Aunque el posible efecto protector del alcohol como vasodilatador sanguíneo pueda ser cierto, los efectos secundarios sobre el resto del organismo no justifican su administración, del mismo modo que no podemos recomendar el uso de cocaína u otras drogas psicoestimulantes.

Bajos niveles de estrógenos

Las mujeres que usan la terapia hormonal antes de los 65 años de edad podrían reducir el riesgo de desarrollar la enfermedad de Alzheimer, empleando fitoestrógenos o isoflavonas. Si se emplean con posterioridad, también hay una reducción del riesgo de padecer la enfermedad.

Diabetes tipo 1

Según un nuevo estudio en Neurología, la diabetes mellitus no sólo puede dañar la función de los ojos, las extremidades, los riñones, y el corazón, sino que también pueden afectar la función del cerebro y acelerar el proceso de las demencias, y duplicar el riesgo de padecerlas.

El estudio insiste en que la enfermedad aumenta el riesgo de pequeñas lesiones en el interior del cerebro, afectando directamente en el desarrollo de ovillos neurofibrilares, aglutinación (pegamiento) de los nervios, y formación de tejidos fibrosos en el interior del cerebro característicos del Alzheimer.

En las fases más avanzadas de la enfermedad se observó que los altos niveles de azúcar dañaban ciertas proteínas vitales para las neuronas. La diabetes también altera otras células del cuerpo, lo cual puede aumentar la actividad neuronal de una enzima que estimula la formación de proteína fosforilada, uno de los principales mecanismos de activación en los primeros signos de la enfermedad.

No obstante, muy posiblemente la causa de estas alteraciones neuronales y de los vasos sanguíneos se daba al uso continuado de la insulina sintética, pues los efectos secundarios adversos se han multiplicado por 200 desde que se dejó de utilizar la insulina de origen porcino y vacuno en la década de 1980. Estos datos, sin embargo, no han trascendido al gran público, quizá porque los beneficios económicos del tratamiento prolongado –de por vida- para los laboratorios fabricantes es cuantioso.

Nuestra posición como expertos en medicina natural es sencilla: la diabetes debe controlarse con una dieta vegetariana, plantas medicinales como la *travalera* y el *copalchi*, suplementos de cromo orgánico y, en los casos necesarios, insulina.

Hipertensión

En un estudio realizado en 2007 se sugiere que la hipertensión ocasiona una atrofia del lóbulo temporal y daños en los vasos sanguíneos cerebrales. Los adultos mayores que presentan signos de ambas alteraciones son siete veces más propensos a desarrollar Alzheimer.
Al igual que las enfermedades del corazón, los vasos sanguíneos del cerebro dañado es más probable que queden dañados en pacientes con presión arterial alta o colesterol.

Humo de los cigarrillos

Cuando la ingesta de antioxidantes aumentó en los fumadores de cigarrillos, la enfermedad de Alzheimer se redujo en un 35% con vitamina C, el 42% con vitamina E, el 46% con flavonoides, y un 51% con beta-carotenos.

Antecedentes familiares

A partir de los 80 años de edad, las personas con ambos padres enfermos de Alzheimer tienen un 54% de riesgo de padecerla.

Colesterol elevado

Se piensa que la conexión entre el colesterol alto y el Alzheimer es por la presencia de una proteína llamada beta-amiloide, una sustancia pegajosa que se acumula en el cerebro de los pacientes que conduce a daños en las células nerviosas y la pérdida de la función cognitiva. La acumulación de la proteína aumenta en proporción directa con los niveles de colesterol.

Al igual que las enfermedades del corazón, los vasos sanguíneos del cerebro resultan más dañados en pacientes con presión arterial alta, colesterol alto o diabetes. Dado que sabemos que la prevención de estas condiciones puede disminuir el riesgo de ataque cardíaco y accidente cardiovascular, es probable que también pueda reducirse el riesgo de desarrollar la enfermedad de Alzheimer.

Se debe evitar un tipo de ácido graso conocido como ácido linoleico que se encuentra abundantemente en la margarina, la mantequilla y los productos lácteos.

Estilo de vida

Los ejercicios aeróbicos moderados y la actividad mental, se han demostrado como eficaces para reducir la sintomatología de la enfermedad.

Antioxidantes y nutrientes

En un estudio, los investigadores descubrieron que cuanto mayor es la ingesta de vitaminas C y E, menor es la incidencia de la enfermedad de Alzheimer. La conclusión de los investigadores fue que la alta ingesta de vitaminas C y E puede disminuir el riesgo de la enfermedad de Alzheimer.

En un segundo estudio, se produjo una reducción en el riesgo de Alzheimer con el aumento de la ingesta de vitamina E. Quienes tomaron mayor cantidad de vitamina E mostraron una notable reducción del 70% en la incidencia de la enfermedad de Alzheimer.

Importancia del olfato

Un estudio en 19 pacientes con deterioro cognitivo leve que tenían igualmente disminuido su olfato, dejó una puerta abierta al estudio del sistema límbico como otra posible causa de la enfermedad. La aromaterapia actuaría restableciendo las facultades olfatorias, llegando directamente a través del sistema límbico a las mismas estructuras cerebrales.

El sistema límbico es un sistema formado por varias estructuras cerebrales que gestiona respuestas fisiológicas ante estímulos emocionales. Está relacionado con la memoria, atención, emociones, personalidad, conducta, y formado por partes del tálamo, hipotálamo, hipocampo, amígdala cerebral, cuerpo calloso, séptum y mesencéfalo.

Para una mejor comprensión, recordamos al lector las características de algunas zonas descritas:

Hipotálamo

El hipotálamo se ubica justo debajo del tálamo dentro de los dos tractos ópticos, y justo encima, e íntimamente relacionado con la glándula pituitaria (hipófisis). Es una de las partes más activas del cerebro y está ligado principalmente con la homeostasis (equilibrio orgánico en general).

Regula, y tiene el control último, de las funciones del sistema nervioso simpático y sistema nervioso parasimpático, recibe información desde varias fuentes sobre la presión sanguínea y la distensión del estómago por los alimentos; del nervio óptico, información sobre luz y oscuridad; desde la formación reticular en el tronco cerebral, información sobre la temperatura de la piel; desde neuronas pocos usuales que forran los ventrículos, información sobre el fluido cerebroespinal incluyendo las toxinas que inducen al vómito; desde otras partes del sistema límbico y el nervio olfatorio, información que ayuda en la regulación del hambre y la sexualidad, además de sensores propios que entregan información acerca del balance iónico y la temperatura de la sangre. Envía órdenes al organismo de dos formas, a través del sistema nervioso autónomo, lo que le confiere el control último de sus funciones, y a través de la glándula pituitaria, con la que esta conectado química y neurológicamente.

Hipocampo

El hipocampo consiste en dos "cuernos" que describen una curva que va desde el área del hipotálamo hasta la amígdala, estando relacionado con la memoria a corto plazo. También es donde se encuentra la zona del aprendizaje. La información está recogida por el fórnix (una parte del sistema límbico) que la lleva a los cuerpos mamilares (zona del diencéfalo). Desde aquí va al núcleo anterior del tálamo (estructura neuronal) que envía la información hasta el córtex (corteza cerebral).

Amígdala cerebral

Es una masa con forma de dos almendras que se sitúan a ambos lados del tálamo, en el extremo inferior del hipocampo. Cuando es estimulada eléctricamente, los animales responden con agresión, y cuando es extirpada, los mismos se vuelven dóciles y no vuelven a responder a estímulos que les habrían causado rabia; también se vuelven indiferentes a estímulos que les habrían causado miedo o respuestas de tipo sexual.

CAPÍTULO 6

PRUEBAS

Antes del chequeo

A la hora llevar a cabo la valoración de la capacidad mental del individuo, es necesario tener en cuenta su bagaje cultural y educativo. En concreto, algunos individuos pueden no estar familiarizados con la información que se utiliza en algunas pruebas de conocimiento general: geografía, política; memoria, como las fechas de nacimiento en culturas que no celebran los aniversarios; y orientación: la conceptualización del sentido de la localización y lugar es diferente en algunas culturas. En concreto, para la evaluación de las demencias seniles se da un valor preponderante a la memoria inmediata, utilizándose además los mismos test que se emplean para valorar a personas sanas y más jóvenes. Estos test deberían estar realizados exclusivamente por personas mayores, los únicos conocedores del verdadero valor de la memoria, pues con frecuencia el anciano no retiene en la memoria aquello que no le sirve o no lo considera de interés.

Edad
La edad de inicio de la demencia depende de la etiología, no obstante, generalmente suele afectar al ser humano en una época relativamente tardía de la vida: es excepcional antes de los 50 años, su prevalencia aumenta gradualmente durante las tres décadas siguientes y, en la edad muy avanzada, superior a 85 años, su frecuencia aumenta de forma destacada. Aunque sólo afecta a una pequeña fracción de los ancianos-jóvenes, desde los 85 años, una cuarta parte de los individuos que viven en su hogar experimentan una pérdida mental de moderada a grave.

Así pues, la prevalencia de demencia crece exponencialmente con la edad. Hay investigaciones que separan la Enfermedad de Alzheimer de la demencia vascular, encontrándose que la primera se duplica cada 1,5 años, en tanto que en la segunda esto ocurre cada 5,3 años. Este incremento exponencial parece ocurrir por lo menos hasta los 90 años. Es decir, si el crecimiento exponencial continuara, toda persona que viviera lo suficiente tendría algún tipo de demencia.

Pruebas básicas:

Hemograma completo
Velocidad de sedimentación
Electrolitos, incluyendo calcio
Glucosa
Enzimas hepáticas
Hormonas tiroideas (T3, T4, TSH)
Niveles de vitamina B12

Pruebas opcionales:

Niveles de ácido fólico. En caso de anemia
Serología VIH. Si existen factores de riesgo
Análisis de orina. Si hay sospecha de infección urinaria
Serología luética (transmisión por microorganismos específicos). Si hay sospecha de contacto antiguo en paciente o cónyuge.

Otras pruebas incluyen:
La TC (tomografía computerizada) que puede considerarse como la prueba de neuroimagen más habitual.
La RM (resonancia magnética) es más discriminativa respecto a la TC y puede poner de relieve la atrofia cerebral en la enfermedad de Alzheimer y otras demencias degenerativas con un máximo de fiabilidad. La aparición de hiperintensidades en la RM puede sugerir una patología vascular, pero no puede

considerarse relacionada, puesto que también aparecen en sujetos normales. También apoya el diagnóstico de demencia vascular la presencia de múltiples infartos de vaso grueso en regiones con funciones cognitivas.

El estudio volumétrico del hipocampo es un método sensible para la detección de la EA (Alzheimer) inicial, pero su especificidad es escasa, ya que se ha encontrado el mismo grado de reducción de volumen en la demencia vascular.

La tomografía de emisión de fotón único (SPECT) es más empleada que la tomografía de emisión de positrones (PET), a pesar de que ésta permite detectar cambios precoces en el funcionamiento cerebral, por su elevado coste y escasa disponibilidad.

En general, las pruebas de neuroimagen estructural pueden ser útiles para discriminar formas de demencia distintas a la enfermedad de Alzheimer, como demencias frontales secundarias a lesiones vasculares extensas, tumores cerebrales u otras lesiones, como abscesos o hematomas, la hidrocefalia y otras formas de demencia potencialmente reversibles.

¿Son importantes estas pruebas? Para la resolución de la enfermedad, no. Con demasiada frecuencia son empleadas por el médico para dar la impresión al paciente y sus familiares que todo está bajo control, que se conoce perfectamente la enfermedad y sus causas. Por desgracia, tanta exactitud conduce a la desesperanza cuando del tratamiento se trata. Por muchos nombres científicos que se den y aunque existan docenas de pruebas radiológicas fiables, el tratamiento médico seguirá siendo totalmente inexistente, aunque muchas personas e industrias ligadas a sanidad habrán ganado mucho dinero gracias a estas pruebas.

CAPÍTULO 7

TRATAMIENTO FARMACOLÓGICO

La mayoría de los médicos insisten en medicar a sus pacientes auque no sepan la causa de la enfermedad ni su curación. Ello se debe a que necesitan mantener la imagen de sabiduría que su profesión les exige, haciendo creer al enfermo que todo está bajo control. Por desgracia, lo que les recetan no es un simple placebo, sino un medicamento que con seguridad causará más daño que beneficio.

La enfermedad de Alzheimer es una enfermedad de progresión lenta, que se inicia con problemas leves de la memoria y termina habitualmente con daño cerebral grave. La evolución de la enfermedad y la rapidez con que ocurren los cambios varían de persona a persona y el tratamiento instaurado. En promedio, los pacientes con Alzheimer viven entre 8 y 10 años después de haber sido diagnosticados, aunque algunas personas pueden vivir hasta 20 años con la enfermedad. No obstante, estas cifras son oficiales, con pacientes sujetos al control médico habitual, pero los nuevos datos que las medicinas alternativas proporcionan son mucho más alentadores. Por desgracia, no llegan a la mayoría de los enfermos, lo que impide que puedan ser tratados de modo diferente.

Lo que sabemos con seguridad es que ningún tratamiento químico tradicional puede detener la enfermedad de Alzheimer. Sin embargo, para la mayoría de las personas afectadas en las fases iniciales e intermedias, se emplean los siguientes medicamentos, de los cuales mencionamos algunos de los efectos secundarios reconocidos, aunque seguramente habrá muchos más:

Tacrina (daño hepático).
Donepezil (náuseas, diarrea, anorexia y calambres).

Rivastigmina (desmayos, sangre en las heces, vómitos con sangre, dificultad para orinar, depresión, alucinaciones).

Galantamina (insuficiencia hepática o renal). El laboratorio dice que puede ayudar a prevenir el empeoramiento de algunos síntomas durante un período limitado de tiempo.

Memantina (alucinaciones, confusión, vértigo, dolor de cabeza y fatiga). Ha sido aprobado para tratar las fases moderadas o graves de la enfermedad, aunque también tiene efectos beneficiosos limitados.

Asimismo, algunas medicinas se emplean para ayudar a controlar los síntomas del comportamiento causados por la enfermedad de Alzheimer como el insomnio, la agitación, la deambulación, la ansiedad y la depresión. El tratamiento de estos síntomas contribuye a que los cuidadores se sientan más cómodos, no el paciente.

Existe evidencia de que la inflamación en el cerebro puede contribuir al daño causado por la enfermedad de Alzheimer. Algunos estudios han indicado que medicamentos como los antiinflamatorios no esteroideos (NSAID) podrían ayudar a hacer más lenta la evolución de la enfermedad, pero hasta ahora estos beneficios no se han reflejado en los estudios clínicos realizados. Un estudio clínico que evaluó dos medicamentos, el *rofecoxib* (Vioxx) y el *naproxeno* (Aleve) demostró que éstos no retrasan la evolución de la enfermedad en personas que ya la tenían. Otro estudio, que buscaba determinar si el *celecoxib* (Celebrex) y el *naproxeno* podrían prevenir Alzheimer en personas mayores saludables y con riesgo de la enfermedad, ha sido suspendido. Sin embargo, los investigadores todavía hacen seguimiento a los participantes y examinan datos relacionados con un posible riesgo cardiovascular. Los investigadores continúan buscando formas de determinar cómo otros medicamentos antiinflamatorios podrían afectar el desarrollo o la evolución de la enfermedad de Alzheimer.

CAPÍTULO 8

TRATAMIENTO NATURAL DEL ALZHEIMER

La medicina química y la psiquiatría tienen tanto poder de sugestión entre la población, que ahora es casi imposible para una persona considerarse sano. Siempre tendrá algo, por exceso o por defecto, que un médico podrá considerar patológico. Incluso, ante la ausencia de síntomas o enfermedad, los facultativos fuerzan a las personas a que sigan acudiendo periódicamente a sus consultas para prevenir enfermedades que posiblemente nunca se den. Por eso los chequeos periódicos al médico parecen tener ahora incluso más importancia que llevar una vida saludable.

Y es que los términos ciencia y científico han adquirido tal categoría de verdad absoluta, que es difícil que alguien no les tenga en un pedestal. Hasta tal punto la gente cree sus conclusiones, que jugar a videojuegos, ser forofo apasionado de un equipo de fútbol, chatear diariamente en el WhatsApp o coleccionar tapones de botellas –por poner unos ejemplos-, puede ser consideradas como enfermedades mentales por un avispado psicólogo.

La ciencia médica mantiene su posición de privilegio restringiendo la información de las demás opciones sanitarias, cuando no burlándose de ellas. Los criterios de la medicina química son establecidos en las universidades de forma dogmática, respaldados por sus veteranos y millonarios representantes. Rechazando lo metafísico y lo empírico, la medicina oficial establece el método científico, su método, como única forma de validar lo útil y cierto.

Pero con frecuencia, como ocurre con la enfermedad de Alzheimer, sus intentos para mejorar, y por supuesto curar, este mal que amenaza con desplazar al cáncer en el número de afectados, son infructuosos, y eso que invierten millones de dólares en su investigación.

Además, a su falta de humildad para reconocer su fracaso, se une la imposición de una medicación condenada al fracaso, pero que les renta un suculento bocado en sus avariciosas arcas. Nada pueden hacer, pero todo enfermo sale de sus consultas con uno o varios medicamentos que –dicen- mitigarán los síntomas. Nuevamente, mienten.

A su lado, y luchando casi desde el gueto de la medicina, como si fueran ignorantes que tratan de embaucar a los crédulos pacientes, los miles de expertos en Medicina Natural intentan que los sufridos pacientes puedan elegir al menos la terapia que quieran. El problema es que ahora nos estamos dirigiendo a un grupo numeroso de personas que apenas si tienen capacidad y poder de decisión, estando sus voluntades tan mermadas que cualquiera puede decidir por ellos, sean familiares o médicos.

Sin embargo, la Medicina Natural no posee un remedio adecuado para el mal de Alzheimer, sino muchos, lo que permite seleccionar aquel que encaje y sirva en ese determinado tipo de paciente. No busque pues, el lector, un remedio único que sea eficaz en todos, sino aquel o aquellos que ese paciente en concreto necesita, ya que estamos siguiendo el consejo elemental de que "no hay enfermedades, sino enfermos".

Una vez descritos todos los remedios -inocuos la mayoría-, que son útiles en esta enfermedad, el terapeuta o familiar encargado del cuidado del enfermo deberá utilizar solamente aquellos que le parezcan adecuados, posiblemente varios al mismo tiempo, cambiándolos en la medida en que la enfermedad vaya evolucionando positivamente. Normalmente no habrá problemas si se administran conjuntamente con algún fármaco, pues la interacción es muy rara con los productos naturales, aunque no estará de más que el control lo establezca un experto en ambas terapias, sin fanatismos ni exclusiones.

Aromaterapia

Es esta, junto con las Flores de Bach, la terapia base del tratamiento, pues ambas llegan al sistema límbico, a nuestras emociones y subconsciente, el eje del problema de los enfermos. Mientras el enfermo conserve su raciocinio, su memoria básica y la capacidad de supervivencia anímica, su cuerpo intentará reaccionar adecuadamente, aun cuando una parte de su sistema nervioso o cerebral parezca dañado. Del mismo modo que un cojo puede desplazarse en busca de alimento, un ciego se orienta mediante los demás sentidos, y una persona depresiva saca fuerzas de flaqueza para alimentar a sus hijos, el enfermo de Alzheimer pondrá en movimiento los numerosos recursos que su deteriorado organismo aún posee, si con ello logra sobrevivir.

Los aceites esenciales poseen una virtud que no tienen el resto de los remedios, ni naturales ni químicos, y es que se pueden absorber por la nariz, incluso sin que el enfermo esté consciente. Los medicamentos administrados por vía oral, por ejemplo, deben pasar primero por el aparato digestivo, donde ya sufren las primeras transformaciones, después por el hígado para ser neutralizados en su mayor parte, y posteriormente llegar a través del torrente sanguíneo al órgano enfermo. Los aromas, por el contrario, entran sin modificar en nuestro organismo por el único sistema que no los puede alterar, como es la respiración, llegando sin modificar a través de los alvéolos hasta el resto del cuerpo, desde donde actuarán preferentemente sobre el sistema defensivo, modificando además nuestro estado anímico, el cual se comporta de manera favorable en la curación. Piensen en la actitud tan positiva de un enfermo a quien le hacemos respirar un aire cargado de exquisitas esencias, lo que razonablemente le hará colaborar muy activamente con su terapeuta, ya que no le supone ningún esfuerzo ni dolor una terapia tan agradable.

Relación de aromas recomendados:
Albahaca
Hisopo
Romero
Tomillo
Sándalo

Utilícelos preferentemente depositando debajo de la lengua una o dos gotas de esencia, tres veces al día. También puede mezclarlas con alguna infusión e incluso, si el estado del paciente le hace rechazar cualquier tipo de terapia, bastará con frotarle dos gotas de esencia en la zona del antebrazo donde está situada la arterial radial, justo el punto en el cual solemos tomar el pulso. En casos extremos, cinco gotas en el agua de la bañera o en un barreño en donde meterá los pies, o también, ponga unas gotas en la almohada de su cama.

¿Qué aroma elegir? Cada uno aporta efectos diferentes, siendo el Romero y el Tomillo muy adecuados para las pérdidas de memoria y el decaimiento general, mientras que el Sándalo ayuda a la concentración mental y la capacidad para mantener una conversación. El Hisopo y la Albahaca modulan la excitación, especialmente cuando ésta compromete la respiración. De cualquier modo, será finalmente el enfermo y su respuesta a cada aroma, lo que determine la preferencia por uno u otro.

Fitoestrógenos

Existen dos categorías de fitoestrógenos: las *"isoflavonas"*, como *daizeina* y *genisteina* (también a este grupo pertenecen el formonometin y el biochanin, presentes ambos en el trébol rojo y el ñame silvestre), y los *"lignanos"* que encontramos en los granos de los cereales, legumbres, soja, lino, frutas, en plantas como la cimicífuga y el agnus cactus, así como en la jalea real y polen.

Algunos estudios han indicado que los estrógenos utilizados por las mujeres para tratar los síntomas de la menopausia también protegen el cerebro, lo que quizá pueda reducir el riesgo de Alzheimer o hacer más lenta la evolución de la enfermedad. Sin embargo, el uso de estrógenos sintéticos produce un efecto negativo, ya que un estudio descubrió que las mujeres mayores de 65 años de edad que usaban estrógenos con progesterona corrían un mayor riesgo de demencia, incluida la enfermedad de Alzheimer, y que las mujeres de mayor edad que utilizan sólo estrógenos podrían también aumentar la posibilidad de desarrollar demencia. Sin embargo, quienes utilizaban los fitoestrógenos naturales conseguían cierta mejora. Por fortuna, la terapia sustitutiva hormonal sintética en casos de menopausia ha sido desechada en todo el mundo, después del aumento tan espectacular de cáncer en estas pacientes.

Fosfolípidos

Constituyen una serie de elementos grasos que tienen un papel vital en todas las células corporales, especialmente las cerebrales y nerviosas. Uno de ellos, la fosfatidilserina, es una sustancia que juega un papel importante en la preservación de la integridad de las membranas celulares en el cerebro, actuando también sobre el metabolismo y sobre sistemas específicos de neurotransmisores, entre ellos el de la aceticolina, la noradranalina, el de la serotonina y de dopamina.

Las células cerebrales contienen una gran cantidad de esta sustancia, especialmente en la membrana celular, pero su concentración disminuye con la edad. El cuerpo humano normalmente fabrica una cantidad suficiente de fosfatidilserina a partir del aminoácido L-serina así como de glicerofosfato y de dos ácidos grasos, pero cuando hay una deficiencia de ácido fólico y vitamina B12 o de ácidos grados esenciales, es posible que no pueda fabricar una cantidad suficiente. La fosfatidilserina también es necesaria para mantener la salud de las células nerviosas.

Si consideramos que la membrana celular posee importantísimas funciones que van desde regular las sustancias que entran y salen de la célula y la composición interna de éstas, podemos comenzar a sospechar que la fosfatidilserina es de gran relevancia para la actividad del cerebro. De hecho, en experimentos llevados a cabo recientemente se ha encontrado que la fosfatidilserina puede ayudar a mejorar la memoria y las capacidades cognitivas, especialmente entre las personas de mayor edad. En varios estudios con pacientes afectados con la enfermedad de Alzheimer, con importante pérdida cognitiva y depresión, se ha encontrado que la fosfatidilserina es sumamente beneficiosa.

En un estudio con pacientes que sufrían de senilidad de moderada a severa se encontró una mejoría en las funciones mentales, el estado de ánimo y la conducta. Se hizo un ensayo con personas entre 50 y 75 años de edad a quienes se les suministró 100 mg de fosfatidilserina tres veces al día y a otro grupo se le suministró una sustancia inerte o placebo. Al cabo de 12 semanas se encontró una mejoría significativa en la memoria de los que habían ingerido fosfatidilserina. La mejoría fue mayor en aquellas personas que previo al estudio confrontaban los mayores problemas de memoria y en las personas de sesenta o más años de edad. Otro estudio llevado a cabo en Italia demostró que la fosfatidilserina en dosis similares a las utilizadas en el estudio anterior puede ayudar a personas de edad avanzada que sufren de pérdida de la memoria de moderada a severa.

La mayor parte de la fosfatidilserina disponible se extrae de la soja (que contiene también fosfatidilcolina, fosfatidiletanolamina y fosfatidilinositol), aunque también se encuentra formando parte de la lecitina, la cual puede encontrarse aislada en cápsulas o gránulos.

Aminoácidos y enzimas

Taurina

Aunque no está considerado un aminoácido básico en la alimentación humana, lo cierto es que sus aplicaciones terapéuticas son tan importantes que obligan a incluirlo en un libro sobre nutrientes esenciales. La taurina se encuentra principalmente en las áreas de alta actividad eléctrica, tales como el ojo, el cerebro y el corazón. La función más importante es estabilizar las membranas de las células nerviosas. Si la membrana de la célula está eléctricamente inestable, la célula nerviosa puede activarse con demasiada rapidez y erráticamente, lo cual puede causar algunas formas de epilepsia. Otra teoría de la epilepsia sostiene que es causada por cantidades anormales de ácido glutámico en el cerebro. De acuerdo con esta teoría, la taurina trabajaría normalizando los niveles de ácido glutámico.

Algunos estudios han demostrado que la falta de taurina durante las 2 primeras semanas de vida afecta permanentemente el nivel de algunos aminoácidos en el cerebro. El nivel aumentado de ácido glutámico puede hacer a un organismo más propenso a las crisis convulsivas durante ciertas situaciones de estrés, tales como una fiebre alta, estimulación excesiva, trauma, cambios dietéticos o cualquiera de estas circunstancias en combinación con factores genéticos o daño cerebral. Sin embargo, existe controversia a este respecto, puesto que hay trabajos que han encontrado que la taurina no produce beneficio ninguno en algunos casos de epilepsia. Se requiere de investigación adicional para determinar cuáles de los muchos tipos de epilepsia que existen, pueden responder a la taurina y cuáles son las dosis óptimas.

También se han hecho estudios en relación con el uso de la taurina en el síndrome de abstinencia del alcohol con resultados muy positivos en lo tocante al desarrollo de algunos de los síntomas más graves de este tipo de trastorno, tales como el delirio y las alucinaciones. La taurina también disminuye las molestias en el síndrome de abstinencia por adicción a la morfina.

De cualquier modo, vemos que en muchas de las aplicaciones de la taurina están las alteraciones cerebrales, independientemente de la edad, lo que explica su aplicación como nutriente en el Alzheimer.

Triptófano

Es el precursor de diferentes neurotransmisores, entre ellos la serotonina, la cual depende esencialmente de los niveles de triptófano que le lleguen. Estos niveles suelen ser muy bajos (y esto explicaría la gran cantidad de personas que padecen insomnio) ya que están interdependientes a su vez de la cantidad de ácido nicotínico que exista en la dieta, la cual emplea al aminoácido para su síntesis. Por tanto, si a la poca cantidad que existe en los alimentos y lo poco estable que es al calor, añadimos las demandas requeridas para la síntesis de la vitamina PP, comprenderemos la necesidad de tomar suplementos de este aminoácido.

Este efecto debe ser tenido muy en cuenta cuando tratemos enfermedades carenciales en Nicotinamida, como la pelagra o seudo pelagra, ya que una carencia de triptófano puede aumentar las avitaminosis y hacerla difícil de solucionar.

Su dependencia es aún mayor si tenemos en cuenta que las posibilidades de que pueda ser utilizado en el organismo dependen también de la proporción del resto de los aminoácidos esenciales, en especial la tirosina y la fenilalanina, los cuales como sabemos intervienen también en la misión de favorecer la acción de los neurotransmisores.

Pero no acaban ahí todos los problemas de este decisivo aminoácido, ya que incluso la dieta le afecta mucho, especialmente si es rica en carbohidratos y pobre en proteínas. Si la alimentación es rica en azúcares se incrementa el nivel de serotonina, la cual demanda mayor cantidad de triptófano para elaborarse. Este aumento puede darse si no ha sido utilizado previamente para otros requerimientos corporales, como puede ocurrir en los trabajos intelectuales intensos o la enfermedad de Alzheimer, aprovechando la facultad del aminoácido para atravesar la barrera cerebral e incorporarse así rápidamente a las demandas. No hay pues metabolización previa, ni problemas que puedan interferir su acción.

No obstante, este efecto puede ser utilizado en nuestro beneficio ya que si como sabemos el triptófano es un inductor al sueño podemos tomar una comida rica en hidratos de carbono si queremos tener un sueño placentero o rica en proteínas si deseamos estar alerta en ese momento. Por tanto, y como efecto secundario añadido, una moderada ingestión de hidratos de carbono a media mañana, junto a un suplemento de triptófano, evitará que se declare un apetito excesivo por ansiedad, contribuyendo así a adelgazar.

GABA y GABOB

El ácido γ-aminobutírico (GABA), un neurotransmisor inhibidor, es sintetizado por el organismo a partir del glutamato. Con los años su concentración disminuye. Este aminoácido es utilizado por el cerebro para favorecer la calma y la tranquilidad, ya que ayuda a neutralizar los efectos excitantes del glutamato. Actúa incrementando la liberación de acetilcolina, aumentando la utilización de oxígeno y glucosa por las neuronas. En el mercado existe el *Pirazetam*, un medicamento derivado del GABA que se recomienda para el déficit cognitivo.

El GABOB es un constituyente normal del cerebro humano, operando exclusivamente a nivel de las células del sistema nervioso central, donde efectúa la descarboxilación del ácido glutámico, por acción de la glutámico dexcarboxilasa, que tiene como coenzima el piridoxal fosfato (forma activa de la vitamina B_6) con formación de ácido gamma-amino-butírico (GABA). Ambos son decisivos para la buena función cerebral y cognitiva, especialmente en lo relacionado con la memoria inmediata y los temblores.

Colina

Químicamente es una base orgánica fuerte, distribuida ampliamente en la naturaleza, bien sea en forma pura o como fosfolípido en la acetilcolina. Aunque no parece actuar como catalizador, ya que es un componente estructural de igual manera que los aminoácidos y los ácidos grasos no saturados, es una fuente importante para construir otras moléculas más complejas.

Se integra en los compuestos grasos que contienen fósforo y se la requiere en el mecanismo corporal que transforma las grasas desde su lugar de almacenamiento al de su uso.

Tiene estructura cristalina incolora y muy higroscópica, de fuerte sabor amargo, soluble en agua y estable al calor, estando presente en la mayoría de los tejidos animales. Cuando existen compuestos como la betaína o metionina (aminoácidos), en proporciones adecuadas, la colina se sintetiza en cantidad suficiente para las necesidades normales, aunque no por ello se la debe considerar una vitamina.

El organismo la puede sintetizar a partir del aminoácido serina si hay suficiente cantidad de metionina, vitamina B-12 y folacina (ácido fólico), aunque quizá esta forma no sea suficiente para cubrir las necesidades diarias.

Se convierte en betaína (un importante donador en funciones de transmetilación) y en forma de acetilcolina, un mediador en la transmisión nerviosa.

Previene la acumulación de cantidades anormales de grasa en el hígado, aumenta la producción de fosfolípidos, es un factor de crecimiento para el metabolismo de muchos microorganismos y tiene un papel decisivo en las funciones musculares, nerviosas y en la estructura celular, así como en el transporte de los triglicéridos.

Forma parte de los fosfolípidos como la lecitina y esfingomielina, por lo que su presencia es imprescindible para las buenas funciones cerebrales y nerviosas.

Evita la formación de cálculos biliares y previene la degeneración hepática.

Mejora la capacidad intelectual, el aprendizaje y la memoria.

Melatonina

La melatonina, descubierta en 1969, es una hormona segregada por la hipófisis, que tiene su mayor incidencia en la pubertad. Sin embargo, también se ha constatado que hay un trastorno, denominado "*jet lag*" o desfase en el sueño, ocasionado por el desfase de horario, que se puede curar con suplementos de melatonina, utilidad que posteriormente se amplió a la anorexia y la depresión.

Los niveles de melatonina descienden progresivamente con la edad: muy alta en la niñez y bajando a medida que va avanzando la vida, siendo su falta la causa de los trastornos del sueño, las demencias y las ausencias graves en los recuerdos y la memoria.

Realmente se trata de una indolamina, derivada del indol (hidrocarburo que tiene un anillo hexagonal unido a uno pentagonal), producida por la glándula hipófisis a partir del triptófano, uno de los 20 aminoácidos fundamentales que componen la materia viva.

Se conoce cierta producción de esta hormona siguiendo el ritmo circadiano, aumentando durante la noche y disminuyendo durante el día. Esto se debe a que la luz ambiental que va desde la retina hasta la glándula hipófisis, frena su producción. En los jóvenes, los niveles plasmáticos de melatonina a diferentes horas del día son siempre más elevados que los equivalentes a un adulto, de manera que al ser la melatonina la hormona que gobierna el sueño no es sorprendente que los jóvenes duerman mejor que los mayores. También se ha comprobado que los niveles de melatonina están disminuidos en la depresión y la menopausia.

Es también un poderoso antioxidante y un agente eficaz por su acción quelante sobre los metales pesados, lo que le hace doblemente eficaz en la Enfermedad de Alzheimer. Después de exponer las células nerviosas al mercurio inorgánico, algunos neurobiólogos observaron una reacción tóxica que redujo un

30% los niveles celulares de la enzima glutatión (un antioxidante). Sin embargo, se encontró que si las células se saturaban previamente de melatonina, quedaban protegidas sobre estos efectos perjudiciales. De hecho, las células tratadas frecuentemente con melatonina, mostraron un estado metabólico comparable las células libres de mercurio, a pesar de estar expuestas a dosis tóxicas de mercurio.

Estos resultados proporcionaron evidencias sobre la toxicidad del mercurio y su papel en el desarrollo del Alzheimer, lo mismo que en el papel protector de la melatonina para neutralizar esta toxicidad cerebral, sea como antioxidante o por ligazón a los metales pesados.

Coenzima Q10

Estabiliza las membranas celulares.

Actúa como antioxidante.

Es un nutriente esencial para la respiración celular.

Protege al colesterol HDL (colesterol bueno) de la oxidación.

Ayuda a fortalecer los vasos sanguíneos y el músculo cardiaco en pacientes con fallo congestivo del corazón.

Contrarresta los radicales libres que destruyen las células y descomponen las sustancias grasas del organismo.

Frena el envejecimiento.

Mejora la enfermedad periodontal (encías), disminuyendo la placa bacteriana.

Ayuda a adelgazar al mejorar la combustión de las grasas de reserva.

Mejora la energía muscular al ser parte integral de la mitocondria, ayudando a producir ATP, la molécula básica para la energía.

Es capaz de actuar frente a los efectos tóxicos de algunos fármacos.

Existe un producto, el idebenone, que posee todas las cualidades de la Q10 y aporta una protección aún más potente y diversificada. En particular, no se oxida como la Q10 en situaciones de hipoxia (insuficiencia de oxigeno), previniendo los daños ocasionados por los radicales libres y contribuyendo a mantener una producción normal de adenosin trifosfato (ATP), la mólecua de la energía.

El idebenone mejora la actividad colinérgica, aumenta la síntesis del factor de crecimiento del tejido nervioso, estimula las capacidades cognitivas, protege los órganos en caso de isquemia (insuficiencia sanguínea), y a las neuronas excitadas por la presencia excesiva de ácido glutámico o de ácido aspártico.

Por lo tanto, el idebenone se recomienda para:

Las personas sanas que desean aprovechar sus efectos psicoestimulantes y cognitivos, o mejorar su energía general y su vitalidad.

Quienes sufren de la enfermedad de Alzheimer, de demencia senil o de accidentes vasculares cerebrales.

Las personas que deben someterse a operaciones quirúrgicas importantes (de hecho el idebenone se utiliza para preservar los órganos que se destinan a transplantes).

Deportistas de alto nivel o para los requieren resistencia física especial.

Los que habitualmente consumen mucho aspartamo o monoglutamato de sodio.

Aquellos que quieren preservar o reforzar su salud cardiovascular y quieren añadir un "plus" a la coenzima Q10.

A quienes tienden a la depresión y desean aumentar levemente sus niveles de norepinefrina y de serotonina.

Aquellos que desean añadir a su régimen anti-envejecimiento un compuesto activo de acción multiforme en sinergia con el resto de los suplementos

Vitaminas

Vitamina E

Se le atribuye un papel esencial en la respiración celular por su acción sobre los niveles de la coenzima A y de uniquinona. Esta enzima es importante en el transporte de electrones y parece estar relacionada directamente con la vitamina E, lo que le hace mucho más interesante como portadora de hidrógeno en la cadena respiratoria.

Su papel antioxidante mantiene la integridad de la membrana celular y evita la prematura destrucción de los hematíes, protegiendo igualmente a la vitamina C presente en los alimentos.

La absorción de vitamina E es parecida a otras vitaminas liposolubles y probablemente va unida a la ingesta de grasas y a la presencia de sales biliares. Su almacenamiento tiene lugar en el tejido adiposo y el hígado, aunque no se sabe si de esta forma está disponible para poder ser utilizado como antioxidante de la vitamina A y los carotenos.

En el adulto la dosis normal en el suero es de 1 mg/100 ml y en los recién nacidos es de 0,2 mg/100 ml, admitiéndose como ingesta recomendable entre 3 y 15 mg diarios, salvo que la dieta contenga grandes cantidades de grasas no saturadas, en cuyo caso habría que aumentar la dosis.

Es vital para el metabolismo del hígado, protegiéndole de la degeneración grasa y las hemorragias. Participa en la formación y funciones del tejido muscular liso y estriado, igualmente en el miocardio; protege del deterioro a la glándula suprarrenal, y es esencial en la formación de las fibras colágenas y elásticas del tejido conjuntivo.

Indispensable para la maduración normal de la célula germinal del hombre y para el normal funcionamiento de la placenta en la mujer, parece ser que interviene en una forma preliminar de la hormona gonadotropa prolán A y B (reproductoras), aunque esta hipótesis no ha podido ser confirmada al ser la vitamina E liposoluble y la hormona un compuesto albuminoide soluble en agua. También interviene en la formación de la hormona del cuerpo lúteo.

Según los hallazgos de varios estudios la vitamina E puede convertirse en un oxidante que puede causar daño si se consume sola (es decir si no se acompaña de otros antioxidantes como la vitamina C). Existen estudios recientes que señalan que la mejor forma de vitamina E es la conocida como gamma tocoferol o una mezcla de las diversas formas de vitamina E (alfa, beta, gamma tocoferol y otros compuestos llamados tocotrienoles). Para ser más efectiva la vitamina E debe ingerirse conjuntamente con una comida que contenga alguna cantidad de grasa (preferiblemente algún aceite como el de oliva o germen de trigo). Algunos estudios recientes señalan que al menos 1000 miligramos de vitamina C acompañando 400 unidades internacionales de vitamina E es una dosis que proporciona los mejores beneficios.

Un estudio realizado en más de 5000 personas, demostró que dosis altas y prolongadas de vitamina E reducía el riesgo de demencia y retardaba la progresión del Alzheimer.

En 1992 un estudio afirmó que la vitamina E podría aliviar la pérdida de la memoria en pacientes de Alzheimer, resultado no demasiado sorprendente a la luz de observar que las aves de corral que padecían encefalomalacia (similar al Alzheimer) fueron curadas en sus primeras manifestaciones mediante altas dosis de vitamina E y selenio.

Vitamina B6
Su papel es importante en el metabolismo cerebral y es necesaria para la formación del grupo de aminas cerebrales que facilitan la transmisión nerviosa, entre ellas la adrenalina, la noradrenalina y la dopamina.

Niacina
Un aumento pequeño en la ingesta de niacina (una vitamina del grupo B) ha sido asociado con un menor riesgo para padecer Alzheimer, en un estudio realizado en 815 adultos mayores durante 2 años. La diferencia se detectó empleando 20 mg por día en lugar de 10 mg.

Vitamina B12

Es constituyente esencial de las proteínas.

Interviene en la síntesis de la colina.

Facilita la formación de creatina y actúa como una reserva energética a nivel del ATP muscular.

Está íntimamente ligada al ácido fólico, siendo necesaria para el suministro de éste a nivel hepático.

Mantiene el glutatión en estado reducido, evitando alteraciones en el metabolismo de los hidratos de carbono.

Interviene en el metabolismo de los lípidos.

Es imprescindible en la actividad de la Coenzima A.

Imprescindible en la hematopoyesis y la maduración de la médula espinal.

Es un factor esencial para fijar y distribuir las grasas en los lugares adecuados.

Los niveles bajos de esta vitamina están relacionados con un mayor riesgo de padecer Alzheimer. Todos los pacientes controlados, afectados de la enfermedad, tenían niveles bajos de esta vitamina. La adición de un suplemento de B12 y/o ácido fólico puede producir una mejora significativa en algunos pacientes, pero no se puede asegurar que mejoren todos los enfermos. Lo que sabemos con certeza, es que los niveles bajos de vitamina B12 ocasiona daños irreversibles.

B15

El ácido pangámico es ante todo un aportador de oxígeno, aunque habría que definirlo mejor como un ahorrador, ya que facilita la absorción de oxígeno en todos los tejidos y es capaz de aprovechar cualquier molécula del preciado elemento, especialmente en aquellas enfermedades que cursan con anoxia.

Los científicos que verdaderamente se molestaron en investigarlo encontraron, además, que este efecto sobre el oxígeno le convertía en un eficaz antienvejecimiento, ya que aumenta la absorción de oxígeno en la sangre y los tejidos, precipitando, además, la eliminación de los deshechos orgánicos. Es, también, un agente que desintoxica al hígado y facilita la regeneración celular.

Promueve los procesos de oxidación en general, incluida la glucosa, mejorando la respiración celular.

Mejora el metabolismo de las proteínas a nivel muscular y evita la acumulación de grasas en el hígado.

Evita la formación de los radicales libres, es un antitóxico ambiental y neutraliza los efectos perjudiciales del alcohol a nivel cerebral.

Favorece la acción de la colina y la metionina, mejora el sistema defensivo y evita los excesos de colesterol.

Efectos terapéuticos

De manera general, sabemos que alivia los dolores precordiales de los cardíacos, normaliza la respiración y las pulsaciones, aumenta la vascularización cerebral en personas con arteriosclerosis y mejora la respiración tisular en general.

Tiene una marcada acción antitóxica, favorece el riego sanguíneo, normaliza las cifras de tensión altas y posee acción diurética.

A nivel muscular aumenta la síntesis de la creatinina, especialmente del músculo cardíaco y *mejora el aprovechamiento del oxígeno por los músculos*.

Otros efectos notorios son su comportamiento como rápido y potente *antidepresivo*, así como un *energético* intenso que es capaz de retrasar los efectos de la fatiga en los deportistas.

Vitamina C

Participa en la oxidación de ciertos aminoácidos, incluyendo a la tirosina.

Ayuda a la conversión del ácido fólico en folínico y a su almacenamiento.

Desempeña un papel esencial en el transporte del hierro, el cual se combina con una proteína para almacenarse como ferritina, facilitando posteriormente su absorción intestinal.

Es necesaria para la elaboración del cemento intercelular, para el crecimiento y la regeneración de tejidos, estimulando, por tanto, la cicatrización en las heridas.

Posee un efecto estimulante de la actividad fagocitaria de los linfocitos, ayuda a la formación de los anticuerpos y es componente esencial de las fibras colágenas. Mejora la resistencia orgánica en caso de infecciones y estimula la formación de hormonas suprarrenales.

Ayuda al mantenimiento del tejido conectivo, tejido osteoide del hueso y la dentina de los dientes.

Es necesaria para la recuperación de la piel en las quemaduras.

Interviene en los sistemas oxidativos del organismo, en el metabolismo de la fenilalanina y la tirosina y activa la prolina y la lisina, protegiendo también al ácido fólico.

Posee actividad inhibidora en los procesos alérgicos y es antitóxica frente a numerosos agentes patógenos, ya sean medicamentosos, ambientales o alimentarios.

Actúa sobre todas las glándulas endocrinas y se la encuentra a nivel del hígado y los músculos.

Estimula el metabolismo intermedio y la respiración celular y favorece la hematopoyesis.

Mejora la coagulación de la sangre haciendo más activa la trombina y obra en sinergia con la vitamina P en la protección de la pared vascular.

Estabiliza las sales ferrosas.

Posee una moderada acción diurética.

En otros estudios se ha encontrado que la combinación de 400 unidades internacionales de vitamina E al día conjuntamente con 500 miligramos de vitamina C, reduce el riesgo de desarrollar la enfermedad de Alzheimer. Dosis elevadas de vitamina E sin el consumo de vitamina C parecen ser mucho menos efectivas y la vitamina C sin estar acompañada por la vitamina E no surte efecto.

Acido fólico

La función principal del ácido fólico es actuar en la transferencia de unidades como la histidina, la serina, glicina, metionina, colina y timina, utilizadas todas en reacciones muy importantes. Además, favorece la síntesis de la colina y el cambio de homocisteína en metionina. Pero por encima de estas importantes acciones, su carencia provoca una anemia macrocítica por maduración megaloblástica de los glóbulos rojos, acompañada de leucopenia.

Se sabe además que muchas de las personas que padecen de la enfermedad de Alzheimer tienen niveles bajos de ácido fólico en la sangre. Se ha especulado si esta deficiencia de ácido fólico contribuye al desarrollo y progreso de la enfermedad o si por el contrario es más bien una consecuencia de la misma. Sin embargo, estudios recientes parecen sugerir que consumir cantidades adecuadas de ácido fólico ya sea en la alimentación o en forma de suplemento, puede proteger el cerebro de las personas envejecidas y ayudar en la prevención de la enfermedad de Alzheimer y otras enfermedades neurodegenerativas. Los vegetales de hojas verdes oscuras, los cítricos, el pan integral, las legumbres y las nueces son buenas fuentes de ácido fólico.

Cuando se extraen muestras de tejido cerebral afectado de Alzheimer, se encontraron también carencias de ácido fólico en la mayoría de los enfermos, más acentuada la atrofia cerebral en quienes tenían deficiencias más severas de este nutriente.

Los bajos niveles de ácido fólico pueden ocasionar un aumento de homocisteína, un aminoácido cuya presencia provoca un mayor riesgo de Alzheimer y una atrofia acelerada del lóbulo temporal en los pacientes de Alzheimer. También aparece la duda sobre si hay una asociación entre la evolución de ciertas enfermedades cerebrales con declive cognoscitivo en el anciano, así como algunas avitaminosis generadas por la hiperhomocisteína.

Vitamina B12

Con el propósito de disminuir los niveles de homocisteína se han utilizado las vitaminas B12, B6 y ácido fólico, aunque no se consiguió reducir el riesgo de ataques cardiacos en personas que ya tenían problemas de este tipo. Respecto al Alzheimer, se considera un factor de agudización de la enfermedad cuando hay deficiencia de B12, por lo que comúnmente se asocia a los otros nutrientes del grupo B.

Otros

Litio

Hay varias investigaciones que sugieren que el litio protegerá contra la enfermedad o al menos que disminuirá su progreso. El litio inhibe la secreción de beta-amiloide, una proteína que ocasiona fuerte daño cerebral y neuronal.

Testosterona

Nuevas evidencias sugieren que la testosterona puede mejorar la función de la memoria y proteger contra el desarrollo de la enfermedad de Alzheimer. Cuando las células nerviosas del cerebro quedan expuestas a la testosterona, dejan de producir el alcaloide beta-amiloide (Ab-péptido), cuya acumulación causa la placa perjudicial que favorece la enfermedad. También parece mejorar ciertas habilidades cognitivas en los hombres, como la función verbal, espacial y la memoria. Subsecuentemente los niveles altos de testosterona han sido vinculados con el cáncer de la próstata en los hombres y endometriosis en las mujeres, por lo que debemos ser prudentes para utilizar productos químicos. Sin embargo, el uso del germen de trigo, ginseng, guaraná, arginina y selenio, así como polen y damiana, podrían normalizar la producción de hormona por los testículos sin producir efectos secundarios. Este efecto es significativo en la madurez y senectud, lo que nos lleva a la conclusión que el uso de andrógenos químicos desequilibra a todo el sistema endocrino, mientras que si se mantienen los niveles fisiológicos mediante el uso de sustancias naturales, el efecto es beneficioso. El efecto sería similar al de la cortisona, una hormona producida de forma natural por la glándula suprarrenal que evita los procesos inflamatorios y alérgicos, así como aumenta la capacidad de supervivencia. Cuado se administra en forma química, los efectos secundarios son intensos y con frecuencia irreversibles.

Acupuntura

Los médicos chinos consideran que la acupuntura es una terapia eficaz para la enfermedad de Alzheimer. Hay evidencias de que aumenta ciertos neurotransmisores en el cerebro y que puede estimular la regeneración de los nervios afectados. La serotonina aumentada probablemente explica porqué la acupuntura es tan eficaz controlando el dolor y la tensión. También promueve la circulación de sangre en el cerebro, mejora la memoria y concentración, y evita la progresión del mal.

L-carnitina (también, Acetil L-carnitina)

La L-carnitina se sintetiza en el organismo a partir de los aminoácidos lisina y metionina, cumpliendo su función básica movilizando la energía almacenada en las grasas. Transportando los ácidos grasos a las mitocondrias, genera energía en situaciones de altas demandas, como el embarazo, lactancia y esfuerzos físicos intensos o prolongados.

Funciones orgánicas:

Tiene unas propiedades extraordinarias para asegurar, vía energética, la continuidad de las contracciones cardíacas en situaciones deficitarias, asegurando las funciones del corazón incluso en ancianos y en presencia de insuficiencias serias.

En su presencia las grasas son transportadas al interior de la mitocondria, lo que facilita la cadena energética de reserva y con ello evita la acumulación posterior en el tejido adiposo de la grasa no utilizada.

Dada su gran dependencia de la lisina, en un régimen pobre en carnitina se dan con frecuencia acúmulos de grasa no aprovechable en tejidos receptivos, como son la corteza hepática, las paredes arteriales y por supuesto la piel, dando lugar también a insuficiencia biliar por éxtasis. Su presencia por tanto es imprescindible para todo el metabolismo graso, controlar el colesterol sanguíneo, ajustar la tasa de triglicéridos a los requerimientos diarios y mejorar el aporte de oxígeno a todos el sistema muscular y cardíaco.

Como energético es capaz de proporcionar energía en los deportes de larga duración, evitar que el corazón aumente peligrosamente sus pulsaciones, prevenir la fatiga muscular en los obesos e incrementar la resistencia a la fatiga en general.

Últimos experimentos le dan alguna propiedad en la síntesis de las prostaglandinas y el buen aprovechamiento de las vitaminas D y E, por lo que quizá tenga algún efecto positivo en la fertilidad masculina y la función ovárica. El hecho de que se hayan encontrados cantidades muy altas de carnitina en los músculos y los testículos del toro han hecho pensar a los investigadores que pudiera ser un aminoácido con especial acción sobre el varón, aunque esto no ha podido ser contrastado todavía.

Dado que tiene la propiedad de poderse acumular en el tejido muscular, es posible que tomando dosis continuadas podamos disponer de cierta cantidad de reserva para casos de emergencia.

La forma más útil es como L-carnitina y se encuentra ampliamente difundida en productos farmacéuticos y dietéticos.

Algunos estudios clínicos sugieren que la acetil-L-carnitina retarda la aparición de los síntomas y mejora en general las funciones cognitivas de los ancianos. Por ello, se emplea en la enfermedad de Alzheimer, si concurren varios de estos síntomas:

Disminución de la síntesis de proteínas en hepatopatías graves.
Pérdidas de proteínas en las diálisis y en la insuficiencia renal crónica.
En la hipoglucemia que curse con debilidad muscular.
En todos los trastornos del metabolismo de las grasas, tales como hipercolesterol, obesidad, hígado graso, arteriosclerosis, etc.
Todas las cardiopatías, especialmente aquellas que cursen con isquemias repetidas. Corazón senil y especialmente la angina de pecho de repetición.
Cetosis en diabéticos.
Anorexia y falta de ácidos grasos alimentarios.
Cualquier situación de debilidad muscular crónica o por sobreesfuerzo.
Heridas, traumatismos y enfermedades debilitantes, así como baja resistencia a las infecciones.
Distrofias musculares progresivas, esclerosis múltiple y ataxias.
Déficit de nutrientes grasos o mala digestión de estos.
Tratamiento posterior al infarto de miocardio.
Flebitis.

Ácidos grasos esenciales

Lecitina
Este nutriente rico en fosfolípidos, de los cuales la fosfatidilcolina es el que está presente en mayor cantidad, es una excelente fuente de ácidos grasos esenciales (linoléico y alfa-linoléico). Empleado de forma ininterrumpida en las enfermedades cognitivas y degenerativas del anciano, las previene, detiene y, en algunos casos regresa lentamente.

Curiosamente, la lecitina constituye el 30 % del peso en seco del cerebro, lo que confirma su importancia en el impulso nervioso y la función cerebral. La lecitina aporta colina e inositol, elementos imprescindibles para el normal funcionamiento del hígado, siendo un protector de las células hepáticas, además de regulador de los niveles de colesterol, manteniendo la vesícula biliar libre de cálculos.

DHA ácido docosahexaenoico
Este ácido graso altamente insaturado, es un componente esencial para la integridad de numerosos tejidos, entre ellos el cerebral, respiratorio y de la retina. Utilizando un aporte extra en pacientes ancianos, se encontró que un 45% de ellos nunca desarrollaron alteraciones cognitivas.

El 60% del cerebro es grasa estructural, de la cual el 25% es DHA. Sus mayores concentraciones se encuentran en:
- Córtex cerebral: parte exterior del cerebro
- Membranas sinápticas: terminaciones de las neuronas, donde se transfieren los mensajes.
- Mitocondria de las neuronas: son las que generan la energía para las células y dan vida al cerebro. Aunque todo el cuerpo está en contacto con el DHA porque circula por el riego sanguíneo, las necesidades del cerebro son las más elevadas y su función allí es muy importante.

Otras aplicaciones serían:
- Artritis reumatoide y osteoartritis.
- Asma, alergias y asma bronquial
- Eccema, dermatitis atópica y psoriasis. En el caso de la psoriasis, en los distintos estudios llevados a cabo se ha observado una mejora de sus síntomas, disminuyendo rápidamente el prurito, seguido de disminución de la escamación e induración de las placas. En la psoriasis artrítica se ha constatado una mejora subjetiva del dolor articular.

- Colitis ulcerosa, enfermedad de Crohn y enfermedad inflamatoria intestinal (EII): en estas disfunciones se ha constatado que los tejidos intestinales contienen niveles anormalmente altos de prostaglandinas inflamatorias originadas por el AA. Con la suplementación con DHA, en la enfermedad de Crohn se consigue disminuir la inflamación intestinal y en la colitis ulcerosa sanan los tejidos intestinales y se reduce el sangrado rectal, acompañado de un aumento de peso.
- Disminuye la hiper-sensibilidad a los rayos UVA.
- Mejora los síntomas de la enfermedad de Raynaud al favorecerla respuesta vascular a la isquemia.
- Depresión: distintos estudios epidemiológicos han demostrado una relación entre el aumento de la depresión y un descenso de la ingesta de AGE w-3. Hay que tener en cuenta que hasta un 45% de los ácidos grasos de las membranas sinápticas son AGE, sobre todo DHA.

Plantas medicinales

Ginseng
Estimulante nervioso, hormonal y muscular, así como hipoglucemiante ligero, antiespasmódico y afrodisíaco. Es la planta medicinal más utilizada en todo el mundo y de la que todavía no conocemos todas sus propiedades. Se emplea con éxito en los decaimientos, agotamiento nervioso, estrés, fatiga intelectual, mala memoria y riego sanguíneo cerebral disminuido.

También para corregir los problemas nerviosos y hormonales de la menopausia, para aumentar las defensas inespecíficas, en la disminución prematura de la potencia sexual, como regulador de la presión sanguínea y en las diabetes no estabilizadas.

Ginkgo biloba

Numerosos estudios sugieren que el Ginkgo Biloba ayuda a tratar los síntomas del Alzheimer. A su efecto para mejorar el flujo de sangre en los pequeños capilares del cerebro, hay que añadir sus propiedades antioxidantes. Se le ha encontrado, no obstante, ciertas interacciones con medicamentos anticoagulantes o inhibidores de la monoamino oxidasa, aunque este efecto es teórico y no existe prueba de que sea real.

Una combinación de ginkgo y ginseng se reivindica como muy eficaz en pacientes de edad avanzada.

Su extracto contiene flavonoides, antioxidantes muy potentes que mejoran el suministro insuficiente de sangre y oxígeno a los tejidos y el cerebro, relacionado con una serie de síntomas: pérdida de memoria, mareos, dolores de cabeza, ruido en los oídos, pérdida de audición, falta de atención, depresión. El aporte reducido de sangre y oxígeno al cerebro puede ser realmente el principal agente causal de los llamados trastornos cerebrales relacionados con la edad, como la senilidad, más que un auténtico proceso degenerativo del tejido nervioso. El extracto de ginkgo al aumentar el flujo sanguíneo cerebral produce un incremento de la utilización de oxígeno y glucosa, mejora los efectos adversos atribuidos al envejecimiento y puede proporcionar una protección importante frente al desarrollo de esos síntomas.

Té

Tanto el té verde como el negro (derivados ambos de la Camellia sinensis), parecen tener la capacidad de inhibir varias enzimas asociadas a la enfermedad de Alzheimer. Una de estas es la colinesterasa, actuando por tanto de forma similar a medicamentos como el Aricept (clorhidrato donepezil), el cual provoca numerosos efectos secundarios, como náuseas, diarrea, insomnio, vómitos, calambres musculares, fatiga, pérdida del apetito, desmayos o úlceras gástricas.

Ambos tés también inhiben otra enzima que se ha encontrado en las placas seniles de pacientes de la enfermedad de Alzheimer.

Uña de gato
Inflamaciones en general, artritis reumatoide, cistitis, úlceras gástricas. Infecciones víricas, enfermedades autoinmunes. Se le reconocen, especialmente, importantes acciones sobre el sistema inmunitario y en el aumento de los leucocitos. Los últimos estudios demuestran efectos benéficos en la mitosis celular, y retrasa o impide la implantación de células tumorales.
Otros usos:
Cáncer, especialmente en presencia o riesgo de metástasis. Herpes, envejecimiento. Se le han encontrado efectos intensos en la mejora del Alzheimer, especialmente unida al Ginkgo Biloba y al Romero.

Eleuterococo
Estimulante y adaptógeno. Se emplea mundialmente como sustituto del Ginseng para las disfunciones sexuales, como estimulante hormonal y nervioso, así como para mejorar la prostatitis y el sistema defensivo.

Aumenta la resistencia inespecífica del organismo, incrementando los mecanismos de defensa. Aumenta la tasa de hemoglobina, el número de polinucleares neutrófilos y eosinófilos, mejora la circulación cerebral, el apetito, la coordinación de los movimientos y aumenta la receptividad de los órganos de la vista y del oído.
Estimula la función endocrina de las glándulas sexuales y suprarrenales. Posee acción gonadotropa, sobre todo en lo que se refiere a la próstata y vesículas seminales, normaliza la tensión arterial, la circulación coronaria y disminuye el colesterol.

Vinca

Vasodilatador cerebral, hipotensor y protector vascular, en especial para los problemas de circulación cerebral, mejorando incluso la función de los pequeños vasos sanguíneos. Se emplea en la hipertensión moderada, arteriosclerosis, acúfenos, vértigos y fragilidad capilar. Tiene sinergia con el Ginkgo Biloba y el Espino blanco.

Huperzia (*Huperzia serrata*)

Se trata de una hierba medicinal china que mejora la función cognitiva en los ancianos con trastornos de la memoria. Sólo se ha investigado la forma inyectada de la huperzine A, que resultó ser efectiva para este padecimiento. Su principio activo en el huperzine A (HupA), un alcaloide, empleado también para la miastenia gravis.

En un estudio con 60 pacientes entre 52 años y 80, que tenían alteración de las facultades cognitivas, tratados con 200 mg durante 60 días, se encontró una mejora en la calidad de la memoria entre un 43% y un 70%. Finalmente, se recomendó un tratamiento de dos días por semana para no producir una sobrecarga de acetilcolina.

Guaraná

Al igual que el resto de alimentos ricos en cafeína (café, té, colas…), el consumo de guaraná se asocia con una mejoría en las funciones cognitivas de los ancianos, pero no se han llevado a cabo pruebas clínicas al respecto.

Cúrcuma

En estudios llevados a cabo con ratones se ha encontrado que el curcumin, el pigmento amarillo que le da color al curry reduce la incidencia de enfermedad de Alzheimer. En estudios en tubo de ensayo se ha encontrado que esta sustancia disuelve las placas seniles humanas. En otros estudios se ha encontrado que además de disolver las placas ya presentes el curcumin inhibe la formación de los fragmentos de proteína que son los responsables de formar estas placas Además de estar presente en la especia conocida como turmérico contenida en el curry, el curcumin se consigue de forma concentrada en cápsulas.

Algunos alimentos como el jugo de uva Concord, y los arándanos (blueberry y bilberry) pueden ayudar a retardar los cambios cerebrales ocurridos en la vejez. Los arándanos reducen el nivel de una sustancia que disminuye la memoria y que se encuentra en cantidades elevadas en personas de edad avanzada.

Ortiga
Favorece la formación de estrógenos que mejoran el estado mental de los enfermos de Alzheimer. La ingestión de estas hierbas en forma de verdura puede beneficiar el comportamiento y reducir los episodios depresivos de estos enfermos.

Romero
El romero posee propiedades antioxidantes muy útiles para evitar el daño que los radicales libres hacen sobre la acetilcolina, además de ser un importante energizante para la memoria y la atención.

Puede utilizarse en forma de infusión, o realizar fricciones en la cabeza con el aceite de romero o en el baño añadir unas gotas de tintura en el agua. En los pacientes que beben habitualmente vino en sus comidas, dejar macerar unas ramas frescas de romero durante quince días, proporcionará un saludable vino medicinal.

Salvia
Además de sus propiedades antioxidantes, la salvia ayuda al mantenimiento de la acetilcolina. Tomar en infusión una cucharadita de hojas secas por taza de agua. Un par de tazas al día.

Haba

Es rica en colina que forma parte de la acetilcolina. La ingestión de este alimento puede ayudar a favorecer el mantenimiento de la memoria en los enfermos de Alzheimer.

Chlorella

Un estudio en 5° personas de edades entre 70 y 90 años, afectados por la enfermedad de Alzheimer, obtuvieron una mejora del 68% en sus facultades mentales (valoradas mediante test) tomando 6 gm de chlorella diario durante 6 meses.

Marihuana

Nuevas pruebas sugieren que la marihuana puede contener compuestos beneficiosos para la lenta pérdida de la memoria asociada con la enfermedad de Alzheimer. Posee fuertes efectos antiinflamatorios, y muchos investigadores creen que existe una relación entre la inflamación crónica y la progresión de la enfermedad de Alzheimer. Aunque la inflamación en el cerebro es parte del envejecimiento, en algunos casos esta inflamación está fuera de control y causa graves daños.

El tratamiento con un compuesto sintético similar a la marihuana ensayado en ratas ancianas, demostró un aumento de su inteligencia, permitiéndoles mantener en su memoria los detalles principales de su vida cotidiana.

Las pruebas sugieren que las personas que fumaban regularmente marihuana en los años 1960 y 1970 rara vez desarrollan la enfermedad de Alzheimer, aunque lo más probable es que en esos años no se diagnosticaba dicha enfermedad, al menos con la precisión que ahora. Aunque sean ciertos estos datos, sería como recomendar beber alcohol o tomar dosis altas de cafeína para mejorar la memoria, sin tener en cuenta las graves consecuencias para la salud.

Flores de Bach

Las flores de Bach, al igual que ocurre con la homeopatía, no se deben aplicar siguiendo los patrones clásicos de evaluación de la enfermedad. Su utilidad está centrada en el estado anímico de la persona, en su personalidad y en cómo el comportamiento termina por generar una enfermedad fisiológica. Del mismo modo que el carácter configura el rostro de las personas con el paso del tiempo, este mismo carácter puede alterar seriamente la salud o curar las enfermedades. Tan poco es lo que sabemos de ese aspecto tan sutil que es el alma (la cual parece ser que pesa exactamente 21 gramos en todas las personas), que en ocasiones resulta un esfuerzo estéril pretender que un médico criado en las enseñanzas de la medicina química y quirúrgica pueda entender los postulados de Bach o Hanneman.

Esta es una relación de los remedios florales que han demostrado un efecto positivo en el Alzheimer:

SCLERANTHUS:
Para los indecisos que terminan angustiados en las encrucijadas

CERASÍFERA (Cherry Plum)
Para cuando la mente parece fuera de control, con actos incluso reprobables o estúpidos.

ESTRELLA DE BELÉN (Star of Bethlehem)
Para quienes recuerdan con angustia los malos tiempos pasados y no ven el futuro con optimismo.

GENCIANA (Gentian)
Para quienes se desalientan rápidamente o quieren que los remedios funcionen sin demora.

MOSTAZA (Mustard)

Para quienes han perdido la alegría por vivir, y están sumidos en la melancolía y la desesperanza.

Homeopatía

La homeopatía parte de un principio ya incuestionable: una sustancia que puede generar una enfermedad o síntomas patológicos, también puede curarla si empleamos esa misma sustancia a la dilución adecuada.

Para ello se establece lo que se denomina como patogenesia, esto es, la descripción de los síntomas patológicos inducidos por determinada substancia farmacológicamente activa en un individuo o grupo de individuos. Esta sintomatología dependerá de la sustancia empleada, la cual puede actuar sobre un solo órgano o sobre todo el conjunto.

La aplicación patogenésica se realiza administrando substancias activas, sin especificar el origen, en dosis tan infinitesimales que no resulten tóxicas en ningún tipo de sujeto, se cual fuese su edad, sexo o padecimiento. Una vez administrados estos compuestos no tóxicos, se evalúan los síntomas curados y se tienen en cuenta también otros síntomas que puedan aparecer generalmente beneficiosos.

Estos son los remedios más empleados en la enfermedad de Alzheimer:

Baryta carbónica
Empleada en el retraso físico e intelectual (30 CH), en la hipertensión arterial, en la insuficiencia cerebral y en los adenomas de próstata (9 CH).

También en el corazón senil, la debilidad física en general, el cuero cabelludo tenso, los dolores de cervicales, ronquera y el prurito senil.

Phosphurus
Especialmente indicado en las afecciones hepáticas graves, incluida la cirrosis, con dosis de 15 CH en ayunas. También es

adecuada en las hemorragias de cualquier tipo y localización, las quirúrgicas (también como prevención) y las metrorragias. Se trata del elemento más importante para la buena función cerebral.

Eficaz en los problemas pulmonares con fiebre alta, en la tos seca sin expectoración, en las nefritis agudas, en la hipertensión arterial, los fallos cardíacos y los accidentes vasculares cerebrales que ocasionen demencia.

En los vértigos de los ancianos emplearemos la 15 CH una vez a la semana, en la hipersensibilidad nerviosa la misma dosis y en las hemorragias una dosis cada seis horas a la 9 CH.

Sales de Schussler

Las células del cuerpo humano necesitan nutrirse de compuestos orgánicos complejos y de sustancias inorgánicas o sales minerales. La deficiencia de una sal mineral impide que las células asimilen y utilicen los compuestos orgánicos, lo que daría lugar a la enfermedad o predisposición a padecerla. Si restablecemos este equilibrio, las células volverán a estar sanas y la enfermedad terminará por desaparecer.

Schüssler centró su terapéutica en 12 sales minerales presentes en la sangre y los tejidos, denominadas agentes funcionales porque ejercen una determinada influencia sobre determinadas funciones orgánicas del cuerpo. Los trastornos moleculares de las células enfermas son restaurados por las moléculas de sales minerales de igual signo, procedimiento por el que se desactiva o anula la inhibición del intercambio célula-intersticio.

Al tratarse de una terapia reactiva, la cantidad de sustancia necesaria es pequeña, aproximadamente equivalente a la concentración que se encuentra en la sangre y los tejidos. Utilizándose habitualmente la dilución 4DH.

Esta es la sal recomendada:

Kalium phosphoricum

Es importante en las células hemáticas, cerebrales, nerviosas y musculares, donde su déficit produce una marcada hipofunción acompañada de trastornos psíquicos y pérdida de memoria. Indicada en el tratamiento de enfermedades subagudas y crónicas por agotamiento psicofísico, nerviosismo, ansiedad con palpitaciones, histeria e insomnio, depresión, agotamiento y melancolía, apatía intelectual y pérdida de memoria, debilidad muscular con lumbalgias y paresias (parálisis ligera), sirve de apoyo en cardiopatías orgánicas, hemorragias, estados infecciosos e inflamatorios con secreción fétida. Mejora con una actividad moderada y empeora con el esfuerzo.

Oligoterapia

Creada por Jacques Ménétrier, la oligoterapia se basa en la modificación del terreno, de la sensibilidad para padecer determinadas enfermedades. En oposición a su contemporáneo Pasteur, quien insistía en que hay que combatir enérgicamente a los microbios, Ménétrier discrepaba porque consideraba que lo importante no era la bacteria, sino el terreno (el organismo) en el cual anidaba esa bacteria. Fortaleciendo el cuerpo y su predisposición a padecer las enfermedades, se podría evitar que surgieran o al menos que aparecieran con fuerza.

Para ello estableció lo que denominó como *Diátesis*, el conjunto de síntomas, comportamiento físico e intelectual, características psicológicas, vulnerabilidades y enfermedades a que está predispuesta una determinada persona. Cuando se produce una enfermedad, se considera tan importante el agente patógeno como la persona que lo sufre, con sus características específicas, de modo que no basta con eliminar dicho agente, sino que hay que tratar también el "terreno" donde se introdujo para evitar nuevas posibilidades de instauración. De las seis diátesis o terreno existentes, recomendamos para los enfermos de Alzheimer la IV o síndrome anérgico.

Diátesis IV (Cobre-oro-plata)

Se caracteriza por un fallo casi total de los sistemas de regulación o autodefensa. Nuestro organismo no es capaz de adaptarse a los cambios tanto físicos como psíquicos a que estamos sometidos continuamente. La persona inicialmente en otra diátesis evoluciona a ésta cuando traumas psíquicos, el estrés de la vida diaria, o cualquier otra agresión, provocan un desgaste energético importante que desemboca en un déficit casi total de nuestro sistema de regulación.

Las personas que entran en una fase anérgica experimentan falta de vitalidad, cansancio e incluso agotamiento desde la mañana que dura todo el día y que el reposo no mejora.

Pueden tener episodios cortos de euforia o agresividad y un sentimiento de que la existencia es inútil y no vale la pena esforzarse.

Hay disminución de la memoria, de la capacidad de concentración o atención, así como ánimo depresivo.

La asociación Cobre-Oro-Plata es la que trata este síndrome anérgico. Esta diátesis es la antesala de problemas potencialmente graves e irreversibles, por lo que este complejo de oligoelementos será realmente efectivo si aún no hemos llegado a una fase avanzada de lesión irreversible. En todo caso es útil en cualquier situación de pérdida de vitalidad y mala calidad de las defensas antiinfecciosas.

Quelación de los metales pesados

La quelación oral es un proceso químico por el cual una sustancia tomada en la dieta puede químicamente unirse a un metal tóxico en el organismo y satisfactoriamente eliminarlo. Los metales pesados como aluminio, mercurio, arsénico, plomo, cadmio y níquel son particularmente difíciles de eliminar de nuestro organismo, pues se adhieren fuertemente a nuestros tejidos desde donde pueden interrumpir las funciones normales de órganos como el corazón, el cerebro, el hígado, los pulmones, los riñones, y los órganos reproductivos. Pueden afectar al sistema inmunológico negativamente así como al comportamiento e incluso envenenan el proceso mismo de desintoxicación. Síntomas serios de sobreexposición incluyen daños en el cerebro, hígado y riñones además de desencadenar desordenes intestinales, convulsiones, disfunciones hormonales, perdida de memoria, sarpullidos en la piel y desordenes neurológicos.

Aunque es extremadamente efectiva, la terapia de quelación oral debe ser realizada cuidadosamente e iniciada muy lentamente. Si el proceso de quelación no se realiza lentamente y la desintoxicación de los metales pesados se produce demasiado rápido, puede producirse efectos secundarios. Es importante también tomar un suplemento multivitamínico con elevadas cantidades de principio activo y beber de 6 a 8 vasos de agua durante la quelación oral.

Los nutrientes básicos que ayudan en el proceso de eliminación de los metales pesados incluyen:

Chlorella

La chlorella tiene dos efectos: moviliza metales pesados y radioactivos y otras toxinas, como p. ej. dioxina, especialmente en los espacios extracelulares, para echarlas después del cuerpo con las heces. El cilantro es capaz de movilizar muchos tóxicos del espacio intracelular, especialmente de las células nerviosas y de los huesos.

Ajo (Garlic)

El ajo silvestre protege las células rojas y blancas de la sangre contra daños por oxidación, provocados por los metales pesados en su camino hacia fuera. También tiene propiedades de desintoxicación. Además, el ajo silvestre contiene el mineral más importante en la protección contra la toxicidad del mercurio: el selenio bioactivo. Es muy importante dosificar estos productos correctamente para inhibir la reabsorción de las toxinas, que puede provocar un empeoramiento de diferentes patologías.

104

Cilantro

Estudios recientes con animales demuestran que el cilantro efectúa una movilización rápida de aluminio y plomo del cerebro y del esqueleto, superior que con cualquier otro remedio. Aunque el animal fue envenenado constantemente con aluminio el contenido de este metal en los huesos disminuía significativamente durante el periodo de observación. Para una eliminación de las toxinas movilizadas por el cilantro es imprescindible tomar también la chlorella en cantidades suficientes para inhibir una reabsorción de las sustancias liberadas.

Aminoácidos azufrados: metionina, cisteína.

Ejercicio

Manténgase físicamente activo. En pacientes con enfermedad de Alzheimer se ha detectado que quienes han tenido continuados niveles de actividad física durante su vida los síntomas son benignos, aunque no siempre el ejercicio garantiza la inmunidad.

Una vez instaurada la enfermedad, 15 minutos tres veces en la semana de caminar, bicicleta, Pilates, Tai chi o ejercicios de estiramiento, reducen el avance y podrían lograrse regresiones muy significativas de los síntomas. Se estima que una forma en que el ejercicio ayuda es mejorando la circulación de la sangre y de ese modo previniendo obstrucciones de los vasos sanguíneos. Se cree también que el ejercicio ayuda a promover el crecimiento de nuevas neuronas, siempre que se requiera cierta concentración mental para realizarlo.

La mente tiene importantes efectos sobre el cuerpo, pero de la misma manera el cuerpo tiene importantes efectos sobre la mente. El ejercicio físico ayuda a combatir la depresión y ayuda a mejorar la memoria. Un estudio realizado en el Scripps College en California sobre los efectos del ejercicio sobre la mente, demostró que el ejercicio puede evitar o al menos retardar algunos de los efectos del envejecimiento sobre el cerebro. De hecho se ha encontrado que algo tan sencillo como una caminata de media hora diaria puede ayudar a mejorar las pruebas de inteligencia. Ahora bien, no se exceda, pues estos mismos estudios demostraron que el ejercicio intenso y competitivo es perjudicial.

Mantener la salud de nuestro cuerpo puede ayudarnos a mantener la salud de nuestra mente. Nuestro cerebro consume alrededor de una cuarta parte del oxígeno que ingresa a nuestro organismo. De hecho, es el órgano que más oxígeno consume. Si nuestros pulmones pierden una buena parte de su capacidad para transferir oxígeno y las arterias que suplen sangre oxigenada al cerebro están tapadas y endurecidas a causa de largos años de malos hábitos alimenticios, el resultado puede ser un rápido deterioro mental.

Un factor muy importante en el tratamiento de la enfermedad de Alzheimer es mantenerse activo, tanto física como mentalmente. Recluirse en casa, alegando los problemas que impiden mantener una relación social fluida, es un mal remedio. Jugar, leer o intentar ayudar a otros enfermos, son otros buenos remedios para mantenerse activo. En China, los ancianos que se encuentran rodeados por una familia amorosa y tienen nietos en torno, suelen tener una mejor función mental que los que viven solos. Las residencias de ancianos, por el contrario, pueden agudizar los trastornos mentales al pasar a ser dependientes y estar atendidos por personas solícitas todo el día. Esta ausencia de problemas se puede convertir en el mayor de los problemas. Los nuevos hobbys y emociones darán calidad de vida, al menos mejor que un plantel de sanitarios a su alrededor.

Aunque la relación entre un estilo de vida estresante, un bajo nivel de educación y la falta de estímulos se ha planteado como un desencadenante, los expertos dicen que esos vínculos no son aún definitivos. Todos necesitamos cierto estrés que nos mantenga alertas, pues en la adaptación a las circunstancias adversas está la fortaleza. En la medida en que aumentan los cuidados hacia los enfermos se hacen más débiles, pues ya no necesitan realizar esfuerzos para conseguir cubrir sus necesidades. Al igual que un niño requiere que le dejen solo para que aprenda a adaptarse a la vida, los ancianos necesitan retos diarios para obligar a su organismo a estar atento y eficaz.

El ejercicio mental

Existen evidencias de que las personas que ejercitan su mente regularmente tienen menor probabilidad de sufrir la enfermedad de Alzheimer que quienes no lo hacen. Al referirnos a ejercitar la mente nos referimos a diversas actividades, y no a las relacionadas con las ciencias. Si usted cree que los médicos o ingenieros no van a padecer esta enfermedad, está equivocado.

En un estudio se encontró que las personas que juegan ajedrez con regularidad desarrollan la enfermedad de Alzheimer con menos frecuencia que el resto de las personas. Se ha encontrado que resolver crucigramas o sudokus, también tiene una relación inversa con la enfermedad de Alzheimer, es decir, mientras más se practica estas actividades, menor es la probabilidad de desarrollarla. También en algunos estudios se ha relacionado una baja incidencia de la enfermedad de Alzheimer con un nivel alto de escolaridad. En este sentido, una vez alcanzada la jubilación, es sumamente recomendable comenzar a realizar aquellos estudios que no se finalizaron o ni siquiera comenzaron. Probablemente no hay nada que infunda tanto temor a la vejez como pensar que habremos de perder nuestras facultades mentales. Lo cierto es que no hay ninguna razón para que eso tenga que suceder.

Todos sabemos de personas que han conservado sus facultades mentales a través de una larga vida hasta llegar a 90 o más años. Es más, existen personas que parecen mejorar con la edad, tal y como ocurre con los artistas.

Por el contrario, las personas dogmáticas, de mentalidad rígida y cerrada sufren un significativo deterioro de su inteligencia y memoria a medida que envejecen. Schaie también encontró que cuando las personas de mentalidad cerrada logran escaparse de esa actitud y abren su mente a nuevos conocimientos y adquieren una mayor flexibilidad mental logran recuperar gran parte de sus capacidades mentales. Sin embargo son pocas las personas de mentalidad rígida dispuestas a cambiar. Así que el primer consejo para defender nuestra mente del envejecimiento prematuro consiste en descartar las actitudes dogmáticas, abrirnos a nuevos campos del conocimiento y aprender de otras personas con formas de pensar distintas a la nuestra.

El psicólogo norteamericano Walter Schaie llevó a cabo un extenso estudio sobre este tema y concluyó que las personas que conservan su capacidad y lucidez mental hasta edades avanzadas son aquellas que mantienen una actitud flexible y de mente abierta ante la vida. Como decía Albert Schweitzer, *Los años arrugan la piel, pero perder el entusiasmo arruga el alma.*

Siga estos consejos:

Tras jubilarse continúe trabajando, aunque sea de voluntario. El trabajo nos ayuda a sentirnos útiles y relevantes. Si es estimulante nos ayudará a mantener la agilidad mental. Si su trabajo era aburrido aproveche el retiro para buscar un trabajo voluntario o a tiempo parcial que le sea estimulante o en el que pueda ayudar a otras personas.

Aprenda sobre alguna materia hasta convertirse en un experto en la misma. No intente ser mediocre, aunque crea que sus estudios no le proporcionarán ya rentabilidad económica. Los estudios que se realizan sin prisa son los que mejor se recuerdan. Siga cursos de piano, de pintura o cualquier otra cosa que le guste. Aprenda un nuevo idioma, pero hágalo en cuatro años no en cuatro semanas.

Salga con sus amistades o búsquese compañeros de juego. Las personas con un buen círculo de amistades frecuentemente obtienen mejores puntos en diversas pruebas de habilidad cognitiva. También son capaces de adaptarse mejor a nuevas situaciones.

Llene su vida con experiencias ricas y novedosas de todo tipo. Los estímulos nuevos ayudan a mantener la agilidad de la mente. Por el contrario, el llevar a cabo tareas rutinarias, aburridas o repetitivas no le será de ayuda.

Tenga "juguetes" de muchas clases ¡y juegue con ellos! Los videojuegos son una buena opción, especialmente los de estrategia o aventura. Diseñe nuevos utensilios para su hogar o repare lo que esté ya deteriorado. Haga maquetas de aviones o barcos y luego presuma de sus habilidades.

Jugar al bingo es un error. No hay nada de estimulante en esperar que salga nuestro número una y otra vez.

Sobre todo, recuerde que lo importante es que usted disfrute las actividades en que se involucra. Hay estudios que demuestran que de nada vale llenar crucigramas, leer o jugar ajedrez si lo hacemos sin gozo, como una obligación o una disciplina autoimpuesta. Si por más que tratamos no logramos disfrutar una actividad, es preferible escoger otro tipo de actividad que nos sea más afín.

No intente dar pena para buscar cariño. Mantenga su orgullo aunque sus facultades ya no sean las de antaño. A cambio, seguramente habrá conseguido ser un sabio gracias a su edad.

Desintoxicación del hígado

Después del cerebro, los enfermos de Alzheimer suelen tener seriamente afectado el hígado, lo cual determina las posibilidades de recuperación y la supervivencia. Es más, posiblemente el deterioro neuronal del cerebro tenga su verdadero origen en el hígado, pues ante la gran saturación de sustancias tóxicas que le llegan debe ceder a la sangre parte de ellas, en espera de poder eliminarlas. Con el tiempo esto es posible, salvo que la persona siga en contacto continuado con las toxinas y metales pesados, lo que originaría la destrucción de ambas partes vitales, el cerebro y el hígado.

Como recordatorio, veremos las funciones conocidas del hígado:

- La producción de bilis, que ayuda a eliminar los desechos y a descomponer las grasas en el intestino delgado durante la digestión.
- La producción de determinadas proteínas del plasma sanguíneo.
- La producción de colesterol y proteínas específicas para el transporte de grasas a través del cuerpo.
- La conversión del exceso de glucosa en glucógeno de almacenamiento (glucógeno que luego puede ser convertido nuevamente en glucosa para la obtención de energía).
- La regulación de los niveles sanguíneos de aminoácidos, que son las unidades formadoras de las proteínas.
- El procesamiento de la hemoglobina para utilizar su contenido de hierro (el hígado almacena hierro).
- La conversión del amoníaco tóxico en urea (la urea es un producto final del metabolismo proteico y se excreta en la orina). Si esta conversión no se realiza, el amoníaco llega hasta el cerebro, constituyendo un elemento especialmente tóxico.
- La depuración de la sangre de drogas y otras sustancias tóxicas.
- La regulación de la coagulación sanguínea.
- La resistencia a las infecciones mediante la producción de factores de inmunidad y la eliminación de bacterias del torrente sanguíneo.

Cuando el hígado degrada sustancias nocivas, los subproductos se excretan hacia la bilis o la sangre. Los subproductos biliares entran en el intestino y finalmente se eliminan del cuerpo en forma de heces. Los subproductos sanguíneos son filtrados por los riñones y se eliminan del cuerpo en forma de orina. Esta eliminación, en principio beneficiosa para el organismo, terminará perjudicando los órganos eliminatorios, especialmente el intestino delgado y los riñones.

Durante el proceso de desintoxicación el hígado pasa por distintas fases. En la Fase 1 convierte las toxinas en sustancias menos dañinas y en la Fase 2 coge estas sustancias menos dañinas y las convierte en un producto que puede ser fácilmente eliminado por el organismo.

Estas fases requieren ciertos nutrientes para funcionar, proteger el hígado, y evitar que sea dañado. Durante la desintoxicación se generan radicales libres los cuales, sino se neutralizan con antioxidantes tales como la vitamina C, Vitamina E, selenio y carotenos naturales, pueden dañar el hígado.

Existen nutrientes que ayudan en el proceso de desintoxicación, como las vitaminas B, N-acetilcisteína, glutatión, silimarina o cardo mariano, son especialmente útiles apoyando la Fase 1 de la desintoxicación.

Otra forma de apoyo y ayuda a la desintoxicación es la mutilación o quelación, el traspaso de un grupo metil a la toxina. La metilación se puede lograr mediante la colina, metionina, NN-dimetilglicina y Trimetilglicina (Betaína).

Los primeros síntomas de una desintoxicación inadecuada y un hígado toxico sobrecargado pueden incluir: fatiga, depresión, letargos, insomnio, dolor articular, estreñimiento, problemas en la piel, diarrea y dolores de cabeza.

Si el hígado continúa estando estresado puede llevar a la ictericia, a tener piedras en el riñón, a la hepatitis, a la cirrosis e incluso cáncer.

Betaína

La betaína (trimetilglicina) funciona conjuntamente con la colina, el ácido fólico, la vitamina B12 y una forma del aminoácido metionina, la S-adenosilmetionina (SAMe). Todos estos compuestos actúan como "donantes de grupos metilo", transportando y donando moléculas de metilo que facilitan los procesos químicos necesarios. La donación de grupos metilo de la betaína es muy importante para un funcionamiento hepático correcto, la replicación celular y las reacciones de desintoxicación. La betaína también participa en la síntesis de carnitina y protege a los riñones de ciertos daños. La betaína está estrechamente relacionada con la colina. La diferencia es que la colina (tetrametilglicina) tiene cuatro grupos metilos unidos. Cuando la colina dona uno de estos grupos a otra molécula, se convierte en betaína (trimetilglicina). Si la betaína dona uno de sus grupos etilo, se transforma en dimetilglicina.

Al final de nuestra vida, lo más importante es haber conseguido realizar los sueños del alma.

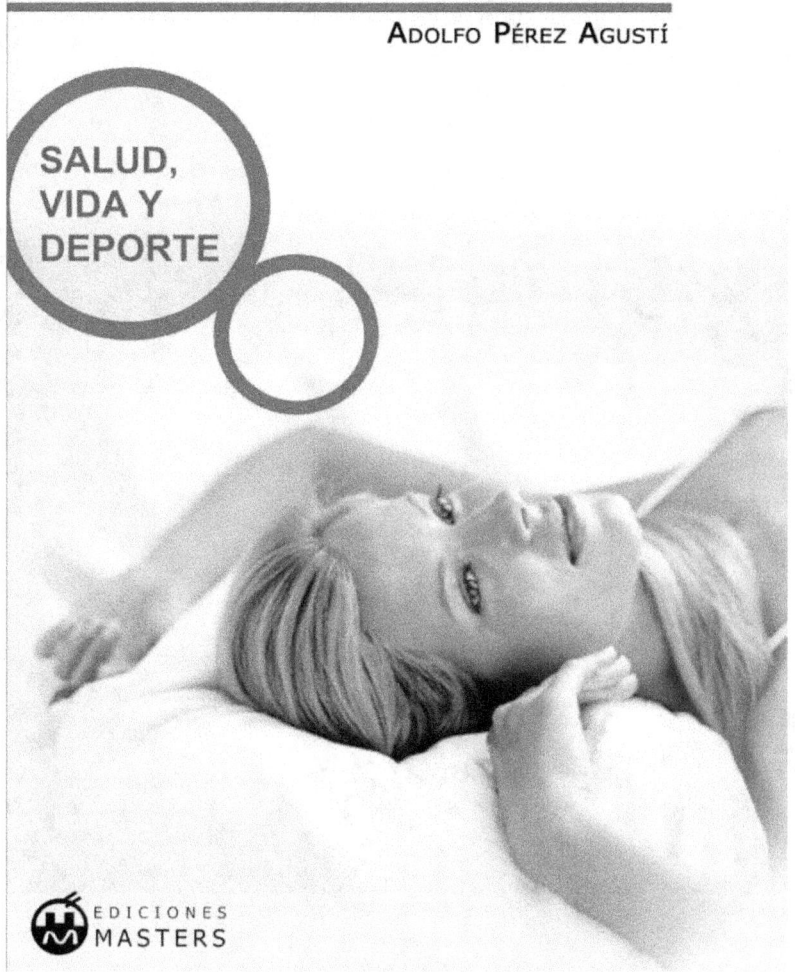

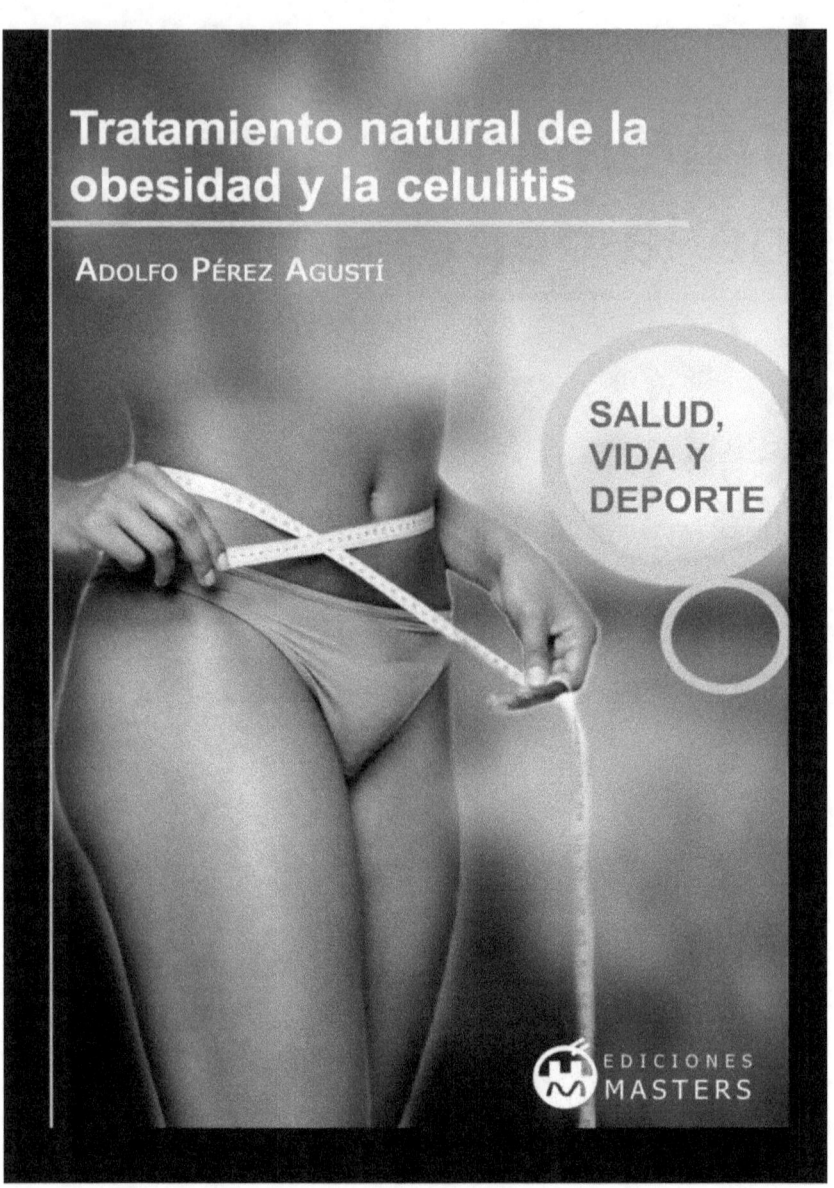

Tratamiento natural de la obesidad y la celulitis

Adolfo Pérez Agustí

SALUD,
VIDA Y
DEPORTE

EDICIONES
MASTERS

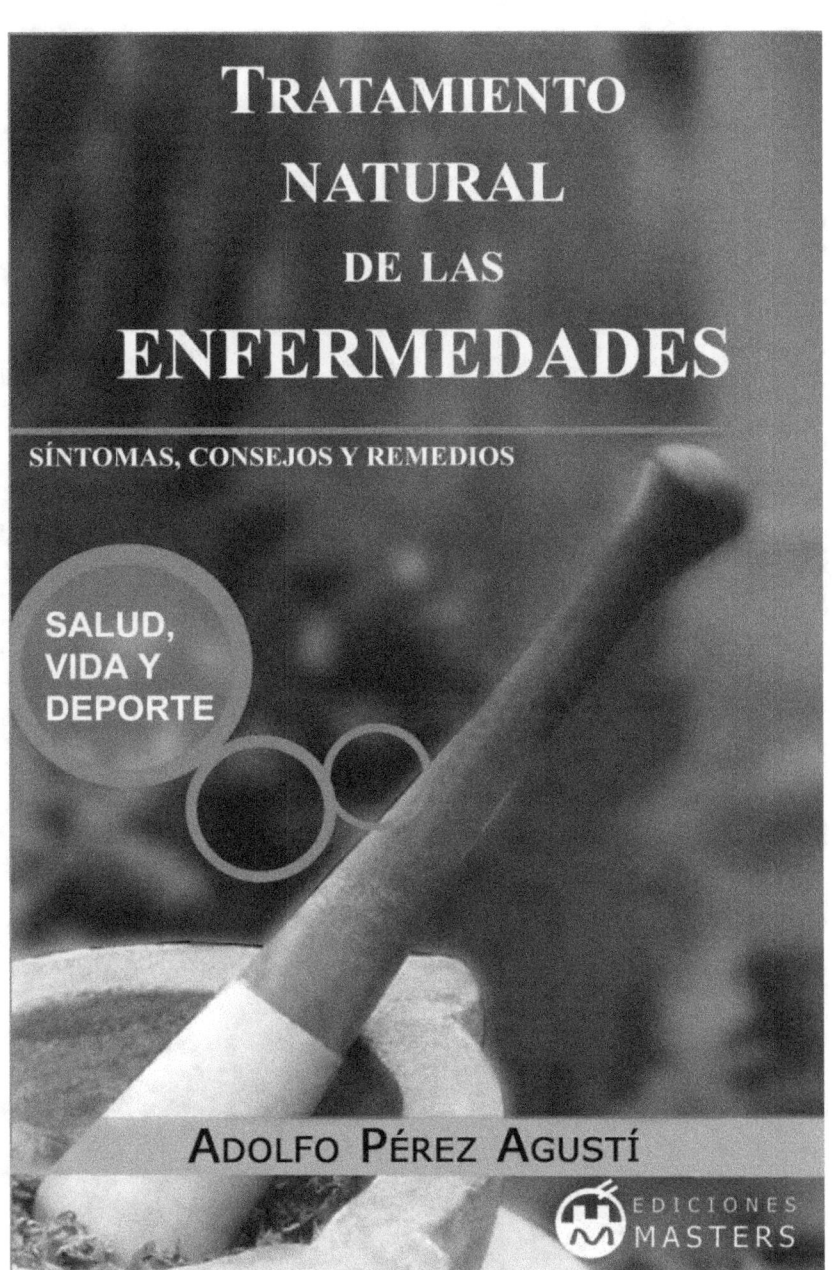

Tratamiento Natural de las Enfermedades

Síntomas, consejos y remedios

Salud, vida y deporte

Adolfo Pérez Agustí

Ediciones MASTERS

TRATAMIENTO NATURAL

DEL CÁNCER

ADOLFO PÉREZ AGUSTÍ

SALUD, VIDA Y DEPORTE

HOMEOPATÍA

PLANTAS MEDICINALES

DIETA

ATIOXIDANTES

FLORES DE BACH...

EDICIONES
MASTERS

RECOMENDADO POR LA AGRUPACIÓN
ESPAÑOLA PARA EL FOMENTO DE LAS
MEDICINAS ALTERNATIVAS

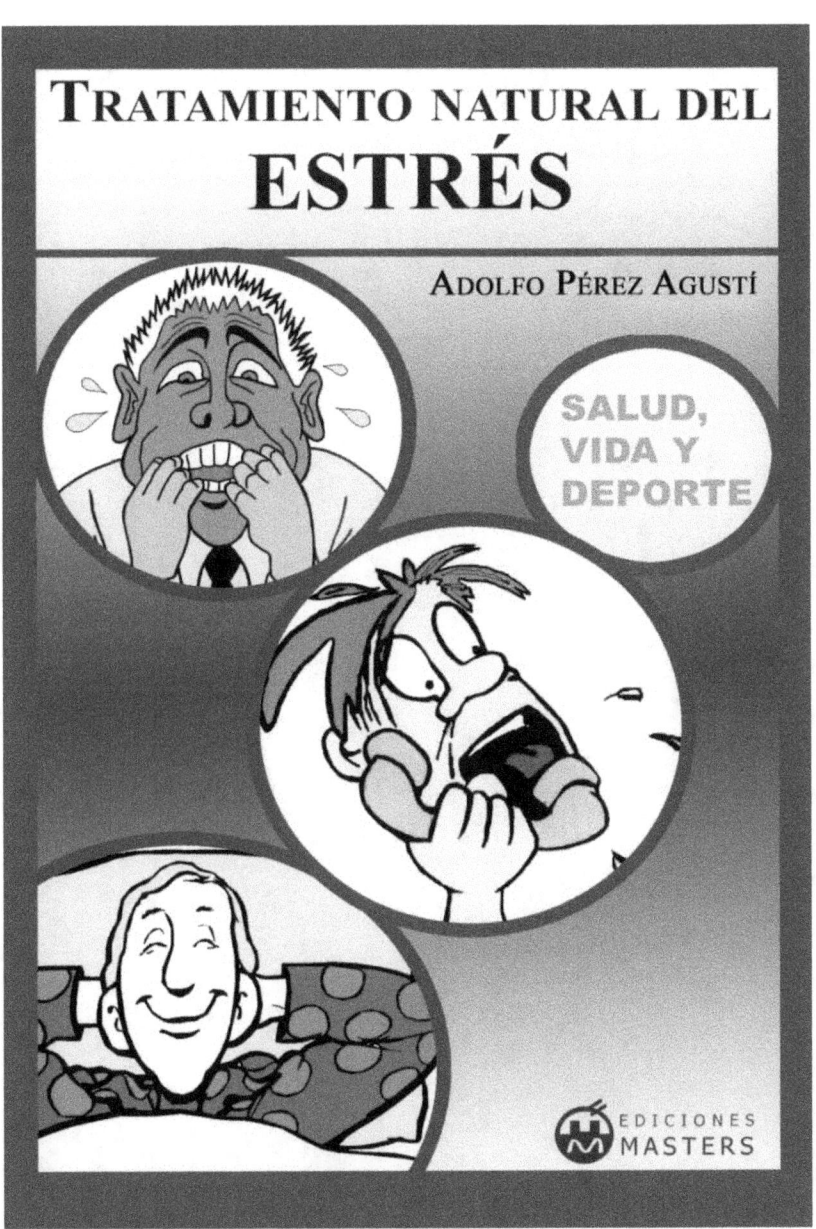